2023年版

栄養士
実力認定試験
過去問題集

（一社）全国栄養士養成施設協会　編

建帛社
KENPAKUSHA

は じ め に

　現代は飽食の時代といわれ，いつでも空腹を満たすことができる反面，質の良い食事を摂ることへの意識が薄れています。家庭では家族で食卓を囲む時間の減少とともに，食や栄養に関する情報が不足し，社会では商業目的の食が溢れることにより，栄養の偏りによる生活習慣病の増加，さらには過度の痩身志向による貧血や体力低下など，さまざまな弊害が起きています。管理栄養士が主として病院で傷病者を対象にするのとは異なり，栄養士は食べ物が人体に及ぼす種々の影響を理解することにより，日常生活を通してその効用を人々に教育・指導することを使命としています。食生活の改善により健康な人間を病気に近づけないこと，これが栄養士の仕事です。

　現在年間の国民医療費は40兆円を超え，このままでは健康保険制度を維持することができません。そこで行政は，病気を治すことから病気にさせないことへと施策の転換を図っており，こうした点からも栄養士の活躍の場は発展していくことが期待されます。しかし，医療関係の資格の多くが国家試験を実施する中で，栄養士は課程認定制度（厚生労働省に認められた養成機関で必要な単位を取得したものに資格が与えられる）がとられており，社会が求める「高度な栄養の指導」の実力を有する栄養士の誕生は難しいといわれています。

　そこで本協会は，平成16年より課程修了直前の学生に対して栄養士の知識・技術を問う実力試験を実施することにより，全国の栄養士の質の向上と資質の均一化を目指しています。

　本試験においては，常に時代が栄養士とその養成に求めるものをその内容に反映するため，平成29年度から「栄養士実力認定試験のあり方の検討委員会」の答申に基づき総合力問題を追加しました。

　また，令和元年度試験からは，厚生労働省からの委託事業として特定非営利活動法人 日本栄養改善学会が取りまとめ，平成31年3月に公表された「栄養士養成のための栄養学教育モデル・コア・カリキュラム」に基づき改定した「栄養士実力認定試験出題基準」（ガイドライン）の内容を出題に反映しています。

　この問題集が栄養士を目指す皆さんの実力アップにつながり，また，養成施設における栄養士教育の充実に資することができれば幸いです。

　　令和5年2月

一般社団法人　全国栄養士養成施設協会

会長　滝 川　嘉 彦

栄養士実力認定試験の概要

1．試験科目，内容　栄養士法，同施行令，関連諸規則及び栄養士養成のための栄養学教育モデル・コア・カリキュラムが示す教育内容，目標に沿う

2．出 題 基 準　栄養士実力認定試験出題基準（ガイドライン）による

3．問 題 数　85問

4．試 験 時 間　2時間

5．認 定 基 準　A＝栄養士として必要な知識・技能に優れていると認められた者
B＝栄養士として必要な知識・技能のあと一歩の向上を期待する者
C＝栄養士としての知識・技能が不十分で，さらに研鑽を必要とする者

6．試験結果の判定　当協会の栄養士実力認定試験実行委員会が，認定基準に基づき受験者各人の得点（率）によりA，B，Cの評価を決定

7．試験結果の通知　受験者全員に各人毎の試験結果の詳細及び栄養士実力認定証を送付

も く じ

令和4年度（第19回）栄養士実力認定試験 問題

指示があるまでは問題用紙を絶対に開けないこと

≪注意事項≫

1. 問題の数　　　試験問題は、1～85まで85問である。

2. 問題の種類　　試験問題は、四肢択一問題と五肢択一問題がある。

3. 試験時間　　　120分間である。

4. 解答用紙の記入にあたっての注意事項

①機械で読み取るので、必ずHBより濃い鉛筆を使用し、濃く塗りつぶすこと。

②ボールペン、フリクションボールペン、ピンペン、万年筆、サインペン等、鉛筆以外のものを使用した場合は、機械が読み取れないため採点できず、全問不正解となる。

③記入にあたっては次の例を参考にすること。

（良い例）　●　　（濃く塗りつぶすこと。）

（悪い例）　うすい　細い　短い　はみ出し　ななめ　外側だけ

④修正の場合は、必ず「消しゴム」であとが残らないよう完全に消すこと。鉛筆の色が残ったり、●のような消し方等の場合は、採点の対象外となるので注意すること。

⑤解答用紙を折り曲げたり、メモなどで汚したりしないようにすること。

5. 学校コード、受験番号、氏名の記入方法

①学校コード、受験番号は該当する数字の ◯ を塗りつぶす。

②氏名を記入する。フリガナの欄はカタカナ表記にする。

6. 解答方法

①各問題の(1)から(4、または5)の選択肢の中から質問に対する答えを一つ選び、解答用紙の解答欄の該当する部分（番号）の ◯ を塗りつぶすこと。

②解答用紙の四肢択一問題には、問題番号に＊印が付されているので、問題番号をよく確認して解答すること。

③複数の選択肢を選んだ場合、無解答の場合は、すべて不正解とする。

受験番号 _____　氏名 _____

一般社団法人　全国栄養士養成施設協会

問題1　わが国の 2010 年以降における保健統計についての記述である。正しいのはどれか。
- (1)　総人口は、増加している。
- (2)　65 歳以上の人口は、減少している。
- (3)　15 歳未満の人口は、減少している。
- (4)　平均寿命は、男女とも 90 年を超えている。
- (5)　死産数は、増加している。

問題2　喫煙についての記述である。**誤りはどれか。**
- (1)　2009 年以降の日本の喫煙率は、男女ともに上昇傾向にある。
- (2)　たばこの煙には、発がん物質が含まれている。
- (3)　20 歳未満の喫煙は、法律で禁止されている。
- (4)　喫煙は、慢性閉塞性肺疾患（COPD）の危険因子である。
- (5)　受動喫煙は、肺がんの危険因子である。

問題3　「母子健康手帳」についての記述である。正しいのはどれか。
- (1)　「地域保健法」に基づいて交付される。
- (2)　都道府県が交付する。
- (3)　出生の届出により交付される。
- (4)　児の体重を記録する欄がある。
- (5)　小学校入学時に、交付元に返却する。

問題4　市町村保健センターについての記述である。正しいのはどれか。
- (1)　「健康保険法」に基づいて設置されている。
- (2)　保健所の指示の下に業務を行う。
- (3)　センター長は、医師でなければならない。
- (4)　常勤の栄養指導員を置かなければならない。
- (5)　地域住民に身近な対人保健サービスを提供する拠点である。

問題5　地域包括ケアシステムについての記述である。正しいのはどれか。

(1)　高齢者をはじめとする国民が、住み慣れた地域で自分らしく暮らすための体制である。

(2)　類を見ない急速な高齢化を食い止めるための政策である。

(3)　2035年をめどに、構築を目指している。

(4)　「介護保険法」の中で示されている。

(5)　要介護状態となった場合に、施設や病院へ入ることができる体制づくりを目指している。

問題6　母子保健についての記述である。**誤りはどれか。**

(1)　未熟児訪問指導は、未熟児を養育している家庭を訪問し、助言・指導を行う事業である。

(2)　妊産婦訪問指導は、都道府県が実施する。

(3)　両親学級は、市町村が実施する。

(4)　幼児期の健康診査は、1歳6か月児及び3歳児健康診査の2回行うこととされている。

問題7　細胞についての記述である。正しいのはどれか。

(1)　ミトコンドリアは、エネルギー産生の場である。

(2)　リソソームは、たんぱく質合成の場である。

(3)　リボソームは、老廃物分解の場である。

(4)　ゴルジ体は、脂質分解の場である。

問題8　骨についての記述である。正しいのはどれか。

(1)　破骨細胞は、骨吸収を阻害する。

(2)　エストロゲンは、骨吸収を促進する。

(3)　健常者の骨は、無機成分より有機成分を多く含む。

(4)　骨芽細胞は、骨形成に関わる。

問題9　呼吸器系についての記述である。正しいのはどれか。
(1)　外呼吸は、窒素と二酸化炭素を交換する。
(2)　呼吸が抑制されると、血液はアルカリ性に傾く。
(3)　誤嚥した異物は、右気管支に入りやすい。
(4)　左肺は、3葉からなる。

問題10　消化器系についての記述である。**誤りはどれか。**
(1)　唾液中には、ムチンが含まれる。
(2)　塩酸は、胃の壁細胞から分泌される。
(3)　ラクターゼは、乳糖を分解する。
(4)　水分の多くは、小腸で吸収される。
(5)　胆汁は、胆嚢で産生される。

問題11　腎泌尿器系についての記述である。正しいのはどれか。
(1)　健常者の原尿は、1日に1.0〜1.5L生成される。
(2)　右腎は、左腎よりもやや高い位置にある。
(3)　腎小体は、糸球体とボーマンのうからなる。
(4)　腎臓と膀胱をつなぐ管を、尿細管という。

問題12　血糖値の上昇作用を有するホルモンである。正しいのはどれか。
(1)　副甲状腺ホルモン（パラトルモン）
(2)　コルチゾール（糖質コルチコイド）
(3)　バソプレシン
(4)　インスリン
(5)　カルシトニン

問題13　神経系についての記述である。正しいのはどれか。
(1)　末梢神経系は、脳と脊髄からなる。
(2)　自律神経系は、感覚神経と運動神経からなる。
(3)　摂食中枢は、視床下部にある。
(4)　呼吸中枢は、下垂体にある。

問題14　アミノ酸とたんぱく質についての記述である。正しいのはどれか。
(1)　体たんぱく質を構成するアミノ酸は、D型アミノ酸である。
(2)　α-ヘリックスは、たんぱく質の一次構造である。
(3)　ロイシンは、糖原性アミノ酸である。
(4)　メチオニンは、含硫アミノ酸である。

問題15　糖質についての記述である。正しいのはどれか。
(1)　ガラクトースは、五炭糖である。
(2)　グルコースは、ケトースである。
(3)　スクロースは、グルコースとフルクトースからなる。
(4)　アミロースは、分岐構造をもつ。

問題16　脂質についての記述である。正しいのはどれか。
(1)　トリグリセリドは、単純脂質である。
(2)　コレステロールエステルは、複合脂質である。
(3)　リン脂質は、疎水性である。
(4)　胆汁酸は、脂質の吸収を妨げる。

問題17 酵素についての記述である。正しいのはどれか。

(1) 酵素活性は、pH の影響を受けない。

(2) 律速酵素は、代謝系のなかで最も速い反応を触媒する酵素である。

(3) ミカエリス定数（Km）が大きい酵素は、基質との親和性が高い。

(4) 酵素は、活性化エネルギーを低下させ、反応を進める。

問題18 糖質の代謝についての記述である。正しいのはどれか。

(1) ペントースリン酸回路では、ATP を生じる。

(2) 解糖系では、1分子のグルコースから1分子のピルビン酸を生じる。

(3) 肝臓では、糖新生がおこる。

(4) グルカゴンは、グリコーゲン分解を抑制する。

問題19 脂質の代謝についての記述である。正しいのはどれか。

(1) β酸化は、細胞質ゾルで行われる。

(2) ケトン体は、飢餓時に脳のエネルギー源として利用される。

(3) キロミクロンは、肝臓から分泌される。

(4) コレステロールは、体内で合成できない。

問題20 アミノ酸の代謝についての記述である。正しいのはどれか。

(1) アミノ基転移酵素は、補酵素としてビタミンB_1が必要である。

(2) アミノ基転移反応により、アンモニアが生じる。

(3) 尿素回路は、肝臓に存在する。

(4) 体たんぱく質の分解で生成したアミノ酸は、体たんぱく質の合成に再利用できない。

問題21　遺伝子についての記述である。正しいのはどれか。
(1)　tRNA は、アミノ酸を運搬する。
(2)　mRNA は、アンチコドンをもつ。
(3)　転写は、リボソームで行われる。
(4)　チミンは、RNA を構成する塩基の一つである。

問題22　水分についての記述である。正しいのはどれか。
(1)　細菌は、カビよりも低い水分活性で生育できる。
(2)　中間水分食品は、一般的に水でもどす必要がある。
(3)　食品を砂糖漬けすると、水分活性は高くなる。
(4)　脂質の酸化は、水分活性が極めて低い場合に促進される。

問題23　炭水化物についての記述である。正しいのはどれか。
(1)　フルクトースは、α 型が β 型より甘味が強い。
(2)　マルトースは、グルコース 2 分子から構成される。
(3)　スクロースは、還元糖である。
(4)　ラクトースは、非還元糖である。

問題24　たんぱく質およびアミノ酸についての記述である。正しいのはどれか。
(1)　アミノ酸には、うま味を呈するものがある。
(2)　アミノ酸スコアは、たんぱく質の消化・吸収性の指標である。
(3)　たんぱく質の変性は、酸では起こらない。
(4)　たんぱく質の溶解性は、等電点で高くなる。

問題25 脂質についての記述である。正しいのはどれか。

(1) リノール酸は、n-3系多価不飽和脂肪酸である。

(2) ヨウ素価の高い油脂ほど、酸化を受けにくい。

(3) 油脂の主成分は、トリグリセリドである。

(4) 魚油の融点は、牛脂より高い。

(5) 油脂の酸化は、光で抑制される。

問題26 ビタミンとそれを多く含む食品の組み合わせである。**誤りはどれか。**

(1) ビタミンA ——————— うなぎ

(2) ビタミンD ——————— 乾しいたけ

(3) ビタミンK ——————— 納豆

(4) ビタミンB₁ ——————— 豚肉

(5) ビタミンC ——————— 鶏卵

問題27 野菜についての記述である。正しいのはどれか。

(1) ごぼうの切り口の褐変は、アミラーゼの作用による。

(2) たけのこの煮汁の白濁は、グルテンによる。

(3) きゅうりの苦味成分は、ナリンギンである。

(4) だいこんの辛味成分は、イソチオシアネート類である。

問題28 穀類およびその加工品についての記述である。正しいのはどれか。

(1) 精白米は、玄米よりもビタミンB₁含量が多い。

(2) 上新粉は、うるち米からつくられる。

(3) 薄力粉は、強力粉よりたんぱく質含量が多い。

(4) 六条大麦は、主にビールの原料に利用される。

(5) とうもろこしの主なたんぱく質は、ホルデインである。

問題29 乳および乳製品についての記述である。**誤りはどれか**。

(1) ロングライフミルク（LL牛乳）は、常温保存が可能である。

(2) 発酵乳は、乳または乳等を、乳酸菌または酵母で発酵させたものである。

(3) バターは、水中油滴型（O/W型）エマルションである。

(4) プロセスチーズは、一般に加熱溶融してつくられる。

問題30 魚介類についての記述である。**誤りはどれか**。

(1) かつお節の主なうま味成分は、コハク酸である。

(2) いわしの油には、n-3系多価不飽和脂肪酸が含まれる。

(3) 海水魚の生臭さの成分は、トリメチルアミンである。

(4) 赤身魚には、一般に白身魚よりも多くのヒスチジンが含まれる。

(5) 魚肉たんぱく質は、食肉と比べて筋基質（肉基質）たんぱく質が少ない。

問題31 食品の保存についての記述である。正しいのはどれか。

(1) CA貯蔵は、高酸素・低二酸化炭素の状態にする保存方法である。

(2) わが国では、じゃがいもの発芽抑制のためにジベレリン処理が行われる。

(3) 酢酸は、微生物の生育を抑制する効果がある。

(4) 燻煙には、食品の保存性を高める作用はない。

問題32 いも類についての記述である。**誤りはどれか**。

(1) じゃがいもに含まれるビタミンCは、熱による損失が少ない。

(2) こんにゃくいもの主成分は、ヤラピンである。

(3) さといも特有の ぬめり は、ガラクタンによる。

(4) さつまいもは、低温障害を受けやすい。

問題33　栄養機能食品における栄養機能表示の記述例である。正しいのはどれか。
- (1)　鉄は、味覚を正常に保つのに必要な栄養素です。
- (2)　ビタミンAは、骨や歯の形成に必要な栄養素です。
- (3)　ビタミンDは、正常な血液凝固能を維持する栄養素です。
- (4)　葉酸は、胎児の正常な発育に寄与する栄養素です。

問題34　「食品表示基準」に基づく一般用加工食品の栄養成分表示についての記述である。
　　　　正しいのはどれか。
- (1)　食塩相当量は、表示が義務づけられている。
- (2)　食物繊維は、表示が義務づけられている。
- (3)　1食分当たりで栄養成分量を表示することは、認められていない。
- (4)　熱量および栄養成分の表示の順番は、決まっていない。

問題35　食品添加物についての記述である。**誤りはどれか。**
- (1)　食品添加物は、「食品衛生法」に定義されている。
- (2)　天然香料は、食品添加物に含まれる。
- (3)　指定添加物は、内閣総理大臣が指定する。
- (4)　安全性の評価は、食品安全委員会が行う。
- (5)　1日摂取許容量（ADI）は、無毒性量に1/100を乗じて求める。

問題36　食中毒の病因物質についての記述である。正しいのはどれか。
- (1)　ノロウイルスは、60℃、30分間の加熱で不活化する。
- (2)　エルシニアは、4℃以下でも増殖する低温性菌である。
- (3)　黄色ブドウ球菌は、芽胞をつくる。
- (4)　ボツリヌス菌は、増殖に酸素が必要な好気性菌である。

問題37　化学性食中毒についての記述である。正しいのはどれか。
　(1)　ダイオキシン類は、糖質の多い食品に蓄積しやすい。
　(2)　わが国では、食品中の抗生物質の残留基準は設定されていない。
　(3)　わが国には、カドミウムの成分規格が定められた食品はない。
　(4)　水俣病は、無機水銀が原因である。
　(5)　鉛は、微量でも蓄積性がある。

問題38　寄生虫・原虫とその関連食品の組み合わせである。正しいのはどれか。
　(1)　トキソプラズマ ——————— 淡水魚
　(2)　クリプトスポリジウム —— 淡水魚
　(3)　肝吸虫 ————————— 海水魚
　(4)　クドア ————————— 野菜類
　(5)　アニサキス ————————— 海水魚

問題39　アレルギー表示が義務付けられている食品である。正しいのはどれか。
　(1)　落花生
　(2)　大豆
　(3)　あわび
　(4)　りんご
　(5)　ごま

問題40　炭水化物の栄養についての記述である。正しいのはどれか。
　(1)　空腹時には、膵臓からインスリン分泌が亢進する。
　(2)　糖質の摂取量が多いと、ビタミンAの必要量が増す。
　(3)　グルコースは、アミノ酸から産生されない。
　(4)　1 g あたりのエネルギー量は、糖質が脂質より大きい。
　(5)　肝臓のグリコーゲンは、グルコースとなって血中に放出される。

問題41 脂質の栄養についての記述である。正しいのはどれか。

(1) 食後は、血中のトリグリセリド濃度が低下する。

(2) リノール酸は、必須脂肪酸である。

(3) α-リノレン酸は、パルミチン酸から生成される。

(4) 脂肪酸は、生体内でグルコースに変換される。

問題42 たんぱく質・アミノ酸の栄養についての記述である。正しいのはどれか。

(1) たんぱく質の栄養価は、含有する窒素の量で決められる。

(2) たんぱく質の消化は、胃内で完了する。

(3) たんぱく質摂取量の不足が続くと、窒素出納は負になる。

(4) たんぱく質の生物価は、化学的評価法の一つである。

問題43 ビタミンの栄養についての記述である。正しいのはどれか。

(1) ナイアシンは、一部が体内でトリプトファンから生成される。

(2) 脚気は、ビタミンAの欠乏症である。

(3) 溶血性貧血は、ビタミンKの過剰症である。

(4) ビタミンDは、カルシウムの吸収を阻害する。

(5) β-カロテンは、レチノール活性当量には含まれない。

問題44 ビタミン・ミネラルとその欠乏症の組み合わせである。正しいのはどれか。

(1) ビタミンB₁ ——————— 口唇炎、舌炎

(2) ビタミンD ——————— ペラグラ

(3) セレン ——————— 克山病

(4) 鉄 ——————— 巨赤芽球性貧血

問題45　ミネラルについての記述である。正しいのはどれか。
- ⑴　マグネシウムは、人体で最も多いミネラルである。
- ⑵　ナトリウムは、細胞内液の主な陽イオンである。
- ⑶　銅は、ヘモグロビンの構成元素である。
- ⑷　ヨウ素は、甲状腺ホルモン（チロキシン）の構成元素である。
- ⑸　カルシウムの 99 ％は、血液中に存在する。

問題46　「日本人の食事摂取基準（2020 年版）」についての記述である。正しいのはどれか。
- ⑴　社会的背景として、少子化を踏まえて策定されている。
- ⑵　エネルギー収支バランスの維持を示す指標として、身長が採用されている。
- ⑶　耐容上限量は、いわゆる健康食品やサプリメント由来のエネルギーと栄養素も摂取源に含まれる。
- ⑷　高齢者の年齢区分は、60 歳以上である。

問題47　妊娠期についての記述である。**誤りはどれか。**
- ⑴　「日本人の食事摂取基準（2020 年版）」では、カルシウムの付加量はない。
- ⑵　推奨体重増加量は、妊娠前の体格によって異なる。
- ⑶　妊娠糖尿病では、分割食にして食後の血糖値上昇を予防するとよい。
- ⑷　妊娠高血圧症候群では、食塩摂取量を 3 g 未満に制限する。

問題48　新生児期・乳児期の成長・発達についての記述である。正しいのはどれか。
- ⑴　低出生体重児とは、出生体重が 3,000 g 未満をいう。
- ⑵　体重は、1 歳で出生時の約 1.5 倍となる。
- ⑶　新生児・乳児は、成人に比べ体重あたりの体表面積が小さい。
- ⑷　乳児期の肥満度の判定には、カウプ指数が用いられる。

問題49 「授乳・離乳の支援ガイド（2019 年改定版）」についての記述である。正しいのは
どれか。
(1) 卵黄は、生後 3 〜 4 か月頃から与える。
(2) 生後 7 〜 8 か月頃は、食事を 1 日 3 回与える。
(3) 離乳の完了は、生後 12〜18 か月頃である。
(4) フォローアップミルクは、育児用ミルクの代替品となる。
(5) 手づかみ食べは、不衛生なので推奨されない。

問題50 成長期についての記述である。正しいのはどれか。
(1) 貧血の多くは、溶血性貧血である。
(2) 乳歯は、3 歳頃までに 20 本生え揃う。
(3) 各器官の発育速度は、一律である。
(4) 男子は、女子よりおよそ 2 年早く第二発育急進期に入る。
(5) 小児の肥満は、成人肥満に移行しない。

問題51 高齢者の生理的特徴についての記述である。正しいのはどれか。
(1) 骨形成能は、低下する。
(2) 身体機能の個人差は、小さい。
(3) 消化酵素の活性は、高まる。
(4) 口渇感は、敏感になる。
(5) 体重 1 kg 当たりのたんぱく質必要量は、成人期より減少する。

問題52 糖尿病の栄養食事療法についての記述である。正しいのはどれか。
(1) 血糖コントロールの目標は、HbA1c を 5.0 ％未満とする。
(2) 「糖尿病食事療法のための食品交換表」の 1 単位は、80 kcal である。
(3) 炭水化物は、指示エネルギーの 50 ％未満とする。
(4) たんぱく質は、指示エネルギーの 25 ％以上とする。
(5) 食物繊維の摂取量を制限する。

問題53　脂質異常症の栄養食事療法についての記述である。正しいのはどれか。
 (1)　脂肪エネルギー比率は、30 ％以上とする。
 (2)　コレステロール摂取量は、500 mg/ 日未満とする。
 (3)　飽和脂肪酸の摂取量を増やす。
 (4)　食物繊維の摂取量を増やす。
 (5)　果糖を含む加工品の摂取量を増やす。

問題54　消化器系疾患の栄養食事療法についての記述である。正しいのはどれか。
 (1)　胃・十二指腸潰瘍では、香辛料を積極的に使用する。
 (2)　クローン病の寛解期では、高脂肪食とする。
 (3)　潰瘍性大腸炎の重症時は、全粥食とする。
 (4)　慢性膵炎では、アルコール飲料を厳禁とする。

問題55　高血圧症の生活習慣上の対策についての記述である。正しいのはどれか。
 (1)　コレステロールの摂取を制限する。
 (2)　多価不飽和脂肪酸の摂取を制限する。
 (3)　有酸素運動を禁止する。
 (4)　飲酒量を制限する必要はない。

問題56　慢性腎臓病（CKD）の栄養食事療法についての記述である。正しいのはどれか。
 (1)　低エネルギー食とする。
 (2)　高たんぱく質食とする。
 (3)　減塩食とする。
 (4)　高カリウム食とする。
 (5)　高リン食とする。

問題57 牛乳アレルギーの患者において除去が必要な食品である。正しいのはどれか。
  ⑴ ココナッツミルク
  ⑵ カカオバター
  ⑶ 牛肉
  ⑷ 豆乳
  ⑸ 練乳

問題58 「健康日本21（第二次）」についての記述である。正しいのはどれか。
  ⑴ 内閣総理大臣が、公表したものである。
  ⑵ 基本的な方向の一つに、平均寿命の延伸がある。
  ⑶ 基本的な方向の一つに、生活習慣病の発症予防がある。
  ⑷ 基本的な方向一つに、健康を支え、守るための医療環境の整備がある。

問題59 栄養指導の教材についての記述である。**誤りはどれか。**
  ⑴ 教材は、学習内容や年齢等を考慮して作成する。
  ⑵ 教材は、栄養指導の内容を効果的に伝える手段として期待できる。
  ⑶ 教材に対する評価を実施する。
  ⑷ 教材にかかる費用は、決められた予算の中で納まるようにする。
  ⑸ 教材を作成するときは、著作権を考慮しなくてもよい。

問題60 コミュニケーションの種類と例の組み合わせである。正しいのはどれか。
  ⑴ 言語コミュニケーション　――――――　表情
  ⑵ 言語コミュニケーション　――――――　アイコンタクト
  ⑶ 非言語コミュニケーション　――――――　筆談
  ⑷ 非言語コミュニケーション　――――――　身振り・手振り

問題61 カウンセリングについての記述である。正しいのはどれか。

(1) 対象者が、行動変容できるように知識を与える。

(2) ラポールとは、クライアントとカウンセラーの信頼関係のことをいう。

(3) 傾聴とは、対象者の感じ方や気持ちなどの感情面を理解することをいう。

(4) 受容とは、言葉だけでなく、対象者の本心を真摯に聴きとることをいう。

(5) 開かれた質問とは、「はい」「いいえ」で回答を求める質問の形式をいう。

問題62 「妊娠前からはじめる妊産婦のための食生活指針」についての記述である。正しいのはどれか。

(1) つわりがおさまったら、バランスのよい食事をしっかりとりましょう

(2) 「おかず」を中心にエネルギーをしっかりと

(3) 不足しがちなビタミン、ミネラルを「間食」でたっぷりと

(4) 「動物性食品」を組み合わせてたんぱく質を十分に

(5) 乳製品、緑黄色野菜、豆類、小魚などでカルシウムを十分に

問題63 食物アレルギーにおける栄養指導についての記述である。正しいのはどれか。

(1) 鶏卵アレルギー完全除去の場合は、うずらの卵の摂取が可能である。

(2) 小麦アレルギー完全除去の場合は、麩の摂取が可能である。

(3) 食物依存性運動誘発アナフィラキシーの原因食物として、甲殻類の頻度は低い。

(4) ピーナッツ（落花生）アレルギーの場合、ピーナッツを炒ることで摂取が可能である。

(5) 花粉－果物アレルギー症候群の多くは、果物を加熱調理することで摂取が可能である。

問題64 地域における公衆栄養活動についての記述である。正しいのはどれか。

(1) 行政主導の活動に限定する。

(2) 疾病の重症化予防は、活動範囲に含めない。

(3) 地域の社会資源を活用する。

(4) 住民の主体的な取組みはない。

(5) ポピュレーションアプローチでは、高いリスクを有する者を対象とする。

問題65 市町村保健センターの栄養士の業務である。正しいのはどれか。
(1) 栄養成分表示の相談
(2) 特定給食施設への指導
(3) 栄養士免許証申請の事務
(4) 乳幼児健診での栄養相談

問題66 「健康増進法」に規定されている内容である。正しいのはどれか。
(1) 国民健康・栄養調査の実施
(2) 特定健康診査・特定保健指導の実施
(3) 栄養機能食品の表示
(4) 管理栄養士国家試験の実施

問題67 わが国の食育推進についての記述である。正しいのはどれか。
(1) 「食育基本法」は、栄養教諭の配置を規定している。
(2) 「食育推進会議」は、内閣府に設置されている。
(3) 「食育推進基本計画」は、10年ごとに作成されている。
(4) 「食育基本法」は、企業の参加を規定していない。
(5) 「第4次食育推進基本計画」の重点事項に、「持続可能な食を支える食育の推進」がある。

問題68 集団を対象として「日本人の食事摂取基準（2020年版）」を活用する際の目的と指標の組み合わせである。正しいのはどれか。
(1) エネルギーの過不足の評価 ———— 推定エネルギー必要量
(2) 栄養素の摂取不足の評価 ———— 推奨量
(3) 栄養素の過剰摂取の評価 ———— 推定平均必要量
(4) 生活習慣病の発症予防の評価 ———— 目標量
(5) 生活習慣病の重症化予防の評価 ——— 耐容上限量

問題69　日本の食文化についての記述である。正しいのはどれか。
⑴　一汁二菜とは、「汁・ご飯・おかず1つ」の献立である。
⑵　懐石料理は、お酒を楽しむための宴席料理である。
⑶　5月5日の節句は、五節句のうちの1つである。
⑷　夏至には、かぼちゃを食べる習慣がある。
⑸　精進料理では、植物性食品を使ってはいけない。

問題70　誘電加熱（電子レンジ）の特徴についての記述である。正しいのはどれか。
⑴　うず電流により、なべ底が発熱する。
⑵　食品自体が発熱するため、短時間で温度が上昇する。
⑶　水分は、ほとんど蒸発しない。
⑷　料理を温めるときは、金属製の容器を使う。

問題71　米の調理についての記述である。正しいのはどれか。
⑴　洗米時の吸水量は、加水量に加えない。
⑵　味つけ飯を炊くときは、水分に調味料を加えて浸漬する。
⑶　飯は、米重量の3倍前後の炊き上がりが標準である。
⑷　ピラフは、米を炊き上げてから油脂で炒める。
⑸　もち米の飯は、うるち米の飯よりもでんぷんの老化が遅い。

問題72　いも類の調理性についての記述である。正しいのはどれか。
⑴　じゃがいもの切断面の褐変は、水に浸漬することで防止できる。
⑵　マッシュポテトを作るときは、いもが冷めてからつぶす。
⑶　さつまいもは、みょうばん溶液でゆでると白くなる。
⑷　さといもは、ぬめりをとると、調味料が浸透しにくくなる。
⑸　かるかんは、さといもの起泡性を利用している。

問題73 卵の調理性についての記述である。正しいのはどれか。

(1) 卵白は、レモン汁を加えると起泡性が低くなる。

(2) 卵白は、温度が高い（30～40℃）方が、起泡性が高い。

(3) ハンバーグなどのひき肉料理のつなぎは、卵の希釈性を利用したものである。

(4) 希釈卵液に砂糖を加えると、熱凝固が早くなる。

(5) 凝固温度は、卵黄より卵白の方が低い。

問題74 特定給食施設における食事提供の目的である。**誤りはどれか。**

(1) 小学校 ——————— 生きた教材として教育に寄与する。

(2) 事業所 ——————— 勤労者の収入の向上に寄与する。

(3) 病院 ——————— 患者の治療に寄与する。

(4) 高齢者福祉施設 —— 栄養状態の改善に寄与する。

問題75 特定給食施設の栄養・食事管理における献立計画についての記述である。正しいのはどれか。

(1) 給与栄養目標量は、利用者家族の食事摂取量を考慮する。

(2) 栄養量は、毎回の献立で給与栄養目標量を厳守する。

(3) 食品使用量は、食品構成表の使用量を厳守する。

(4) 料理は、調理従事者の調理作業能力を考慮した組み合わせとする。

問題76 栄養出納表の作成時に必要な情報である。正しいのはどれか。

(1) 衛生管理点検表

(2) 食品群別荷重平均成分表

(3) 食材料費日計表

(4) 食種別食数集計表

(5) 人員構成表

問題77　随意契約方式での購入に適する食材料である。正しいのはどれか。

(1) 大豆油

(2) 砂糖

(3) キャベツ

(4) コーン缶詰

(5) 冷凍ほうれんそう

問題78　煮物における大量調理の特性についての記述である。正しいのはどれか。

(1) 煮汁の水分蒸発率は、少量調理に比べて高い。

(2) 煮汁の沸騰までの時間は、少量調理に比べて短い。

(3) 食材の煮崩れは、少量調理に比べて少ない。

(4) 消火後の余熱は、少量調理に比べて大きい。

問題79　「大量調理施設衛生管理マニュアル」における調理従事者の衛生管理についての記述である。正しいのはどれか。

(1) 健康状態の報告は、自ら作業開始前に行う。

(2) 検便検査は、年に1回実施する。

(3) 嘔吐症状がある場合は、薬を服用し調理作業に従事する。

(4) 手指に化膿創がある場合は、手袋を着用して調理作業に従事する。

(5) 調理着等は、1週間に1回清潔なものに交換する。

問題80　給食施設で使用する大量調理機器と作業区域の組み合わせである。正しいのはどれか。

(1) ピーラー ──────── 清潔作業区域

(2) 水圧式洗米機 ───── 清潔作業区域

(3) ブラストチラー ──── 準清潔作業区域

(4) 回転釜 ──────── 汚染作業区域

(5) ウォーマーテーブル ── 汚染作業区域

A事業所の社員食堂に勤務する栄養士である。

当該食堂は、昼食のみを提供しており、1日あたりの予定提供食数は、130食である。喫食者には、定食方式（単一定食）で食事を提供している。ある日の献立は、次のとおりであった。（（　）内は主な食材料を示す）

主食：ごはん
主菜：鯖の塩焼き（鯖、しそ、だいこん）
副菜：ほうれんそうのお浸し（ほうれんそう）
汁物：豆腐のみそ汁（豆腐、ねぎ）
デザート：オレンジ

　問題「81」、「82」、「83」に答えよ。

問題81　鯖の調理工程で、**最も気を付けなければならない食中毒病因物質**はどれか。

(1)　腸炎ビブリオ
(2)　サルモネラ属菌
(3)　セレウス菌
(4)　カンピロバクター

問題82　下処理を行う前のオレンジの保管温度である。**最も適切なのはどれか。**

(1)　室温
(2)　20 ℃
(3)　9 ℃
(4)　－5 ℃

問題83　豆腐のみそ汁の味付けを確認するため、塩分濃度を測定したところ、1.5 ％であった。**その後の作業について最も適切なのはどれか。**

(1)　そのまま盛り付け作業に移る。
(2)　加熱を継続し、汁を煮詰め適切な塩分濃度になるまで調整する。
(3)　みそを追加し、適切な塩分濃度になるまで調整する。
(4)　だし汁を追加し、適切な塩分濃度になるまで調整する。

　B事業所敷地内に設置された社員寮の給食施設に勤務する栄養士である。

　当該給食施設では1日に3回食事を提供しており、いくつかある給与栄養目標量のうちの1区分は、次の通りであった。

エネルギー：2,600 kcal　　　　たんぱく質：100.0 g　　　　脂質：70.0 g

　この給与栄養目標量をもとに、穀類エネルギー比率50％、動物性たんぱく質比率50％として食品構成表を作成することとした。

　問題「84」、「85」に答えよ。

問題84　穀類に配分するエネルギー量である。**最も適切なのはどれか。**

⑴　500 kcal

⑵　1,000 kcal

⑶　1,300 kcal

⑷　1,500 kcal

問題85　この給食施設作成の食品群別荷重平均成分表で，配分した穀類量から算出したたんぱく質量は、31.2 g であった。動物性食品に配分できるたんぱく質量と穀類以外の植物性食品に配分できるたんぱく質量の組み合わせである。**最も適切なのはどれか。**

⑴　動物性食品のたんぱく質 50.0 g　——　穀類以外の植物性食品のたんぱく質 18.8 g

⑵　動物性食品のたんぱく質 50.0 g　——　穀類以外の植物性食品のたんぱく質 50.0 g

⑶　動物性食品のたんぱく質 33.4 g　——　穀類以外の植物性食品のたんぱく質 66.6 g

⑷　動物性食品のたんぱく質 33.4 g　——　穀類以外の植物性食品のたんぱく質 35.4 g

令和3年度(第18回)栄養士実力認定試験 問題

指示があるまでは問題用紙を絶対に開けないこと

≪注意事項≫

1. **問題の数**　　　　試験問題は、1～85まで85問である。
2. **問題の種類**　　　試験問題は、四肢択一問題と五肢択一問題がある。
3. **試験時間**　　　　120分間である。
4. **解答用紙の記入にあたっての注意事項**

①機械で読み取るので、必ずHBより濃い鉛筆を使用し、濃く塗りつぶすこと。

②ボールペン、フリクションボールペン、ピンペン、万年筆、サインペン等、鉛筆以外のものを使用した場合は、機械が読み取れないため採点できず、全問不正解となる。

③記入にあたっては次の例を参考にすること。

（良い例）　●　（濃く塗りつぶすこと。）

（悪い例）　うすい　細い　短い　はみ出し　ななめ　外側だけ

④修正の場合は、必ず「消しゴム」であとが残らないよう完全に消すこと。鉛筆の色が残ったり、●のような消し方等の場合は、採点の対象外となるので注意すること。

⑤解答用紙を折り曲げたり、メモなどで汚したりしないようにすること。

5. **学校コード、受験番号、氏名の記入方法**

①学校コード、受験番号は該当する数字の ◯ を塗りつぶす。

②氏名を記入する。フリガナの欄はカタカナ表記にする。

6. **解答方法**

①各問題の(1)から(4、または5)の選択肢の中から質問に対する答えを一つ選び、解答用紙の解答欄の該当する部分（番号）の ◯ を塗りつぶすこと。

②解答用紙の解答欄には、四肢択一問題、五肢択一問題の別なく 1～5 の選択番号が記載されているので注意すること。

③解答用紙の四肢択一問題には、問題番号に＊印が付されているので、問題番号をよく確認して解答すること。

④問題にない選択肢を解答として選んだ場合、複数の選択肢を選んだ場合、無解答の場合は、すべて不正解とする。

受験番号		氏名	

一般社団法人　全国栄養士養成施設協会

問題 1　予防医学の二次予防である。正しいのはどれか。
- (1)　インフルエンザの予防接種
- (2)　心筋梗塞後のリハビリテーション
- (3)　職場における禁煙教室
- (4)　職場における胃がん検診

問題 2　2000 年以降の日本人男性の部位別悪性新生物死亡数である。**最も多い部位はどれか。**
- (1)　肺
- (2)　胃
- (3)　肝臓
- (4)　膵臓
- (5)　大腸

問題 3　悪性新生物とそのリスク因子の組み合わせである。正しいのはどれか。
- (1)　肝臓がん　───　ヒトパピローマウイルス
- (2)　胃がん　───　ヘリコバクター・ピロリ
- (3)　子宮頸がん　──　アフラトキシン
- (4)　大腸がん　───　アスベスト
- (5)　乳がん　───　塩蔵食品

問題 4　県が設置する保健所の業務である。正しいのはどれか。
- (1)　身体障害者手帳の交付
- (2)　港湾における輸入食品の検疫
- (3)　母子健康手帳の交付
- (4)　感染症発生時の疫学調査

問題 5　介護保険制度についての記述である。正しいのはどれか。

(1)　保険料は、20 歳から徴収される。

(2)　福祉用具貸与は、介護保険サービスには含まれない。

(3)　要介護状態は、10 段階に区分される。

(4)　介護保険の保険者は、市町村と特別区である。

(5)　介護保険の第 2 号被保険者は、65 歳以上の者である。

問題 6　児童福祉法に定める児童福祉施設である。**誤りはどれか**。

(1)　児童養護施設

(2)　児童家庭支援センター

(3)　幼保連携型認定こども園

(4)　幼稚園

問題 7　運動器系についての記述である。正しいのはどれか。

(1)　遅筋（赤筋）では、横紋がみられない。

(2)　速筋（白筋）は、有酸素運動で鍛えられ、肥大する。

(3)　筋収縮のエネルギー源は、ATP である。

(4)　骨芽細胞は、骨吸収を促進する。

問題 8　血液についての記述である。正しいのはどれか。

(1)　エリスロポエチンは、赤血球産生を抑制する。

(2)　血小板は、止血作用をもつ。

(3)　グロブリンは、血漿たんぱく質の中で最も多い。

(4)　フィブリンは、凝固血液を溶解する作用をもつ。

問題9 呼吸器系の構造と機能についての記述である。正しいのはどれか。

(1) 右肺は3葉、左肺は2葉である。

(2) 呼息は、横隔膜の収縮により起こる。

(3) 右気管支は、左気管支より長い。

(4) ヘモグロビンは、血液中の酸素分圧が低いほど酸素と多く結合する。

問題10 消化についての記述である。正しいのはどれか。

(1) 胆汁は、胆嚢で産生される。

(2) 膵液は、リパーゼを含む。

(3) 電解質の大部分は、大腸で吸収される。

(4) ペプシノーゲンは、胃の壁細胞から分泌される。

問題11 腎臓についての記述である。正しいのはどれか。

(1) ネフロンは、腎小体と集合管で構成される。

(2) レニンの分泌は、血圧の上昇により促進される。

(3) 原尿中のグルコースは、尿細管では再吸収されない。

(4) ボウマン嚢は、糸球体で濾過された原尿を受け入れる部位である。

問題12 ホルモンについての記述である。正しいのはどれか。

(1) バソプレシンは、水の再吸収を抑制する。

(2) 副甲状腺ホルモンは、基礎代謝を上昇させる。

(3) カルシトニンは、骨吸収を促進する。

(4) グルカゴンは、血糖値を上昇させる。

(5) オキシトシンは、乳汁産生を促進する。

問題13　自律神経系の機能についての記述である。正しいのはどれか。
 (1)　排尿は、交感神経の興奮により促進される。
 (2)　気管支は、交感神経の興奮により収縮する。
 (3)　唾液の分泌は、交感神経の興奮により促進される。
 (4)　消化管の運動は、副交感神経の興奮により促進される。
 (5)　心拍数は、副交感神経の興奮により増加する。

問題14　アミノ酸とたんぱく質についての記述である。正しいのはどれか。
 (1)　不可欠（必須）アミノ酸は、20 種類ある。
 (2)　たんぱく質の一次構造は、複数のサブユニットで形成される。
 (3)　α-ヘリックス構造は、たんぱく質の二次構造の一つである。
 (4)　たんぱく質の四次構造は、アミノ酸の配列順序のことである。
 (5)　リシンは、糖原性アミノ酸である。

問題15　脂質についての記述である。正しいのはどれか。
 (1)　脂質は、水に溶けやすい。
 (2)　α-リノレン酸は、必須脂肪酸である。
 (3)　長鎖脂肪酸は、アルデヒド基をもつ。
 (4)　コレステロールは、エネルギー源になる脂質である。

問題16　酵素についての記述である。正しいのはどれか。
 (1)　酵素反応速度は、pH による影響を受けない。
 (2)　酵素活性の調節機構として、酵素たんぱく質のリン酸化がある。
 (3)　酵素の中で、基質と結合する部位をアロステリック部位という。
 (4)　リパーゼは、脂肪酸を分解する酵素である。

問題17 生体エネルギーについての記述である。正しいのはどれか。
- (1) 解糖系では、酸化的リン酸化によりATPが生成される。
- (2) 電子伝達系を伝達される電子は、最終的に水素に移る。
- (3) 脱共役たんぱく質（UCP）は、ATP生成を促進する。
- (4) ペントースリン酸回路は、ATPを生成しない代謝経路である。

問題18 グリコーゲンについての記述である。正しいのはどれか。
- (1) グリコーゲンの合成は、ミトコンドリアのマトリックスで行われる。
- (2) グリコーゲンの合成は、分枝酵素の作用により、α-1,4-グリコシド結合が形成される。
- (3) 肝臓のグリコーゲンは、血糖の維持に関与する。
- (4) グリコーゲンの分解経路は、合成経路の逆反応である。

問題19 アミノ酸代謝についての記述である。正しいのはどれか。
- (1) アミノ基転移酵素は、ビタミンB_1の補酵素型を必要とする。
- (2) 尿素回路では、尿素の生成に伴ってATPが生じる。
- (3) ヒスチジンは、ヒスタミンから生成される。
- (4) 体たんぱく質の分解産物は、アミノ酸プールに入らない。
- (5) アルギニンは、尿素回路の中間体である。

問題20 核酸についての記述である。正しいのはどれか。
- (1) ATPは、ヌクレオチドである。
- (2) 2本鎖DNAの相補的塩基対は、共有結合により形成される。
- (3) アミノ酸をコードするコドンは、20種類ある。
- (4) DNAを構成している五炭糖は、リボースである。
- (5) mRNAをもとに、たんぱく質を合成することを転写という。

問題21　免疫と生体防御についての記述である。正しいのはどれか。

(1)　抗体は、キラーT細胞より分泌される。

(2)　食物アレルギーは、Ⅱ型アレルギーの一種である。

(3)　自己免疫疾患は、免疫不全により発症する。

(4)　自然免疫は、病原体を迅速に攻撃する免疫システムである。

問題22　食物連鎖についての記述である。正しいのはどれか。

(1)　フードマイレージは、食物連鎖を表す指標である。

(2)　植物は、食物連鎖の最上位に存在する。

(3)　食物連鎖は、食の安全に影響しない。

(4)　食物連鎖によって、有害物質が生物濃縮されることがある。

問題23　炭水化物についての記述である。**誤りはどれか。**

(1)　マルトースは、2分子のグルコースから構成される。

(2)　でんぷんは、多数のフルクトースから構成される。

(3)　ラクトースは、グルコースとガラクトースから構成される。

(4)　スクロースは、グルコースとフルクトースから構成される。

問題24　たんぱく質についての記述である。正しいのはどれか。

(1)　オリゼニンは、小麦に含まれる。

(2)　グリシニンは、大豆に含まれる。

(3)　ツェイン（ゼイン）は、米に含まれる。

(4)　カゼインは、大麦に含まれる。

(5)　ホルデインは、とうもろこしに含まれる。

問題25 脂肪酸についての記述である。正しいのはどれか。
- (1) 飽和脂肪酸の融点は、炭素数が多くなるほど低くなる。
- (2) 不飽和脂肪酸は、二重結合が多いほど酸化されにくい。
- (3) 飽和脂肪酸は、牛脂より大豆油に多く含まれる。
- (4) リノール酸は、体内でドコサヘキサエン酸に変換される。
- (5) トランス脂肪酸は、硬化油の製造過程で生成される。

問題26 食品とその呈味成分の組み合わせである。正しいのはどれか。
- (1) きゅうりの苦味成分 ——————— テオブロミン
- (2) 乾しいたけのうま味成分 ————— テアニン
- (3) たけのこのえぐ味成分 ——————— ホモゲンチジン酸
- (4) しょうがの辛味成分 ——————— ピペリン
- (5) 梅干しの酸味成分 ——————— 酒石酸

問題27 穀類とその加工品についての記述である。正しいのはどれか。
- (1) 精白米は、玄米よりビタミンB₁を多く含む。
- (2) 上新粉は、もち米を粉末にしたものである。
- (3) うるち米のでんぷんは、アミロペクチンよりアミロースが多い。
- (4) 小麦粉の等級は、たんぱく質含量で分類される。
- (5) そばには、ルチンが含まれる。

問題28 野菜とその加工品についての記述である。**誤りはどれか。**
- (1) ごぼうは、イヌリンを含んでいる。
- (2) 緑黄色野菜は、β-カロテンの重要な供給源である。
- (3) 野菜中のシュウ酸は、カルシウムの吸収を促進する。
- (4) ぬか漬けのきゅうりは、漬ける前よりビタミンB₁含量が多くなる。
- (5) 野菜類には、ナトリウムよりカリウムが多く含まれる。

問題29　食肉とその加工についての記述である。正しいのはどれか。
(1)　食肉は、熟成により硬直が解除され軟化する。
(2)　豚肉の熟成期間は、牛肉より長い。
(3)　食肉の赤色は、主にヘモグロビンによる。
(4)　亜硫酸塩は、ハムの製造時に発色剤として用いられる。
(5)　ドメスチックソーセージは、ドライソーセージに比べ、保存期間が長い。

問題30　魚介類とその加工品についての記述である。正しいのはどれか。
(1)　塩辛の発酵・熟成に、自己消化酵素は関与しない。
(2)　魚油は、多価不飽和脂肪酸を含まない。
(3)　鮮度指標であるK値が高いほど、新鮮である。
(4)　淡水魚の生臭さは、主にトリメチルアミンである。
(5)　魚肉は畜肉と比べて、肉基質たんぱく質が少ない。

問題31　食用油脂と主要な構成脂肪酸の組み合わせである。正しいのはどれか。
(1)　やし油　――――――　リノール酸
(2)　大豆油　――――――　エイコサペンタエン酸（イコサペンタエン酸）
(3)　オリーブ油　――――　オレイン酸
(4)　ごま油　――――――　ステアリン酸

問題32　発酵・醸造食品と製造に使用する微生物の組み合わせである。**誤りはどれか。**
(1)　ヨーグルト　――――　乳酸菌
(2)　ビール　――――――　こうじかび
(3)　味噌　――――――――　こうじかび
(4)　本みりん　――――――　こうじかび
(5)　糸引き納豆　――――　納豆菌

問題33 食品の加工・保存についての記述である。**誤りはどれか。**

(1) 燻煙は、煙に含まれる成分により保存性を高める。

(2) 野菜のMA包装は、野菜の呼吸代謝を抑制して保存性を高める。

(3) 酢漬けに用いる酢酸は、微生物の増殖を抑制する。

(4) 水分活性は、食品に砂糖を添加すると上昇する。

問題34 特別用途食品と保健機能食品についての記述である。正しいのはどれか。

(1) アレルゲン除去食品は、特定保健用食品である。

(2) 栄養機能食品は、国への届け出が必要である。

(3) 特別用途食品の表示は、消費者庁長官の許可が必要ない。

(4) 生鮮食品は、機能性表示食品の対象となる。

問題35 食品添加物の表示についての記述である。正しいのはどれか。

(1) 食品衛生法により表示が義務づけられている。

(2) 甘味料は、一括名表示が認められている。

(3) 香料は、物質名に用途名を併記しなければならない。

(4) キャリーオーバーは、表示が免除される。

問題36 細菌性食中毒と主な原因食品の組み合わせである。正しいのはどれか。

(1) カンピロバクター食中毒 ――――― 鶏肉

(2) ウエルシュ菌食中毒 ――――― 淡水魚

(3) 腸炎ビブリオ食中毒 ――――― 食肉

(4) 腸管出血性大腸菌食中毒 ――――― 海産魚

(5) サルモネラ食中毒 ――――― 乳製品

問題37　自然毒と原因食品の組み合わせである。正しいのはどれか。

(1)　アミグダリン ——————— じゃがいも

(2)　ソラニン ——————— 青ウメ

(3)　イルジンS ——————— ツキヨタケ

(4)　シガトキシン ——————— ふぐ

問題38　食品添加物についての記述である。**誤りはどれか。**

(1)　指定添加物は、厚生労働大臣が指定する。

(2)　一日摂取許容量（ADI）は、無毒性量に1/10を乗じて求める。

(3)　安全性の評価は、動物実験により行われる。

(4)　変異原性は、発がん性と密接に関わっている。

(5)　名称の長い物質名は、簡略名での表示も認められている。

問題39　わが国における遺伝子組換え食品についての記述である。**誤りはどれか。**

(1)　遺伝子組換えとうもろこしを用いて作られたコーン油には、表示義務がない。

(2)　食品添加物には、遺伝子組換えで作られたものがある。

(3)　分別生産流通管理された非遺伝子組換え食品には、表示の義務がある。

(4)　安全性審査の手続きを経たものに、パパイアが含まれる。

問題40　消化・吸収についての記述である。正しいのはどれか。

(1)　膵液は、三大栄養素すべての消化酵素を含む。

(2)　α-アミラーゼは、膜消化酵素である。

(3)　マルターゼは、管腔内消化酵素である。

(4)　ペプシンは、活性型として分泌される。

(5)　胆汁には、消化酵素が含まれている。

問題41 糖質の栄養についての記述である。正しいのはどれか。
(1) 食後は、グルカゴン分泌が促進される。
(2) 脂肪酸は、グルコースの合成材料になる。
(3) 組織重量当たりのグリコーゲン量は、肝臓より筋肉のほうが多い。
(4) 食後には、肝臓のグリコーゲンの合成が亢進する。
(5) 糖質摂取量の増加は、ビタミンB_1必要量を減少させる。

問題42 脂質の栄養についての記述である。**誤りはどれか。**
(1) トリグリセリド（トリアシルグリセロール）は、単純脂質である。
(2) α-リノレン酸は、n-3系脂肪酸である。
(3) 吸収された中鎖脂肪酸は、リンパ管経由で血管内に入る。
(4) HDLは、肝外組織のコレステロールを肝臓へ輸送する。
(5) VLDLは、肝臓で合成される。

問題43 たんぱく質とアミノ酸の栄養についての記述である。正しいのはどれか。
(1) たんぱく質の生物価とアミノ酸価は、同一である。
(2) たんぱく質の栄養価は、含有するアミノ酸の総量で決められる。
(3) 窒素出納は、たんぱく質の摂取不足によって正になる。
(4) たんぱく質の栄養価は、摂取する食品の組み合わせでは変化しない。
(5) 不可欠（必須）アミノ酸の必要量は、アミノ酸の種類によって異なる。

問題44 ビタミンについての記述である。正しいのはどれか。
(1) ビタミンB_1は、欠乏するとペラグラになる。
(2) ビタミンEは、欠乏すると血液の凝固が起こりにくくなる。
(3) ビタミンAの過剰摂取は、夜盲症を生じる。
(4) ナイアシンは、体内において身体に必要な一部がトリプトファンから合成される。
(5) ビタミンB_2は、欠乏すると壊血病を引き起こす。

問題45　ミネラルについての記述である。正しいのはどれか。

(1)　体内総鉄量の約 30 ％は、赤血球中に存在する。

(2)　カルシウムの吸収率は、年齢による影響を受ける。

(3)　ヨウ素は、肝臓に多く含まれる。

(4)　銅の欠乏症は、味覚異常である。

(5)　マグネシウムは、微量元素に分類される。

問題46　妊娠期についての記述である。**誤りはどれか**。

(1)　増大した子宮の圧迫により、便秘になりやすい。

(2)　血液凝固能は、低下する。

(3)　「主食」を中心に、エネルギーをしっかりとる。

(4)　喫煙、受動喫煙は胎児の発育に影響する。

問題47　母乳についての記述である。**誤りはどれか**。

(1)　成乳に含まれるたんぱく質は、牛乳より少ない。

(2)　乳汁分泌は、吸啜刺激によって促進される。

(3)　初乳には、感染防御因子が含まれている。

(4)　母親の食事内容は、母乳の成分に影響しない。

(5)　成乳に含まれる脂質は、初乳より多い。

問題48　新生児期、乳児期についての記述である。**誤りはどれか**。

(1)　母乳は、母乳性黄疸と診断されたら、直ちに授乳を中断する。

(2)　ビタミン D の欠乏により、くる病のリスクが高くなる。

(3)　新生児は、ビタミン K 欠乏に陥りやすい。

(4)　貧血は、離乳期に好発する。

(5)　急性下痢症の原因は、ウイルス性が多い。

問題49 思春期の女子についての記述である。正しいのはどれか。

(1) 皮下脂肪が減少し、丸みを帯びた体型になる。

(2) 急激な体重の減少は、月経異常の原因とはならない。

(3) 第二発育急進期（思春期スパート）は、男子より遅い。

(4) 貧血の多くは、巨赤芽球性貧血である。

(5) 摂食障害は、心身症の代表的な疾患の1つである。

問題50 更年期についての記述である。正しいのはどれか。

(1) エストロゲンの分泌は、増加する。

(2) 血清 HDL-コレステロール値は、増加する。

(3) 更年期障害の症状に、のぼせ感や発汗がある。

(4) 骨吸収は、抑制される。

(5) 更年期障害は、男性にはみられない。

問題51 高齢期についての記述である。正しいのはどれか。

(1) 低音域の音は、高音域の音より聞き取りにくくなる。

(2) 塩味の閾値は、上昇する。

(3) 嚥下障害は、食事摂取量に影響しない。

(4) 肺活量は、増加する。

問題52 軟菜食（五分粥食）の指示のある患者への献立である。**不適切なのはどれか。**

(1) 煮込みうどん

(2) 高野豆腐含め煮

(3) オムレツ

(4) あさりの味噌汁

(5) 湯引きトマト

問題53　2型糖尿病の栄養食事療法についての記述である。正しいのはどれか。

(1)　摂取エネルギー量は、目標体重を基に算出する。

(2)　たんぱく質エネルギー比率は、30％以上とする。

(3)　炭水化物エネルギー比率は、40％未満とする。

(4)　砂糖の使用は、禁止する。

(5)　食物繊維は、1日10g以下とする。

問題54　消化器系疾患の栄養食事療法についての記述である。正しいのはどれか。

(1)　慢性胃炎では、胃内滞留時間の長い食品を選ぶ。

(2)　クローン病の重症時は、静脈栄養法を用いる。

(3)　肝硬変で腹水がある場合は、脂質を制限する。

(4)　弛緩性便秘では、食物繊維を制限する。

問題55　動脈硬化性疾患予防のための栄養食事療法についての記述である。**誤りはどれか。**

(1)　総エネルギー摂取量（kcal/日）は、標準体重（kg）×身体活動量（kcal/kg/日）から求める。

(2)　コレステロール摂取量を200mg/日未満に抑える。

(3)　n-3系脂肪酸の摂取を制限する。

(4)　食物繊維の摂取量を増やす。

(5)　食塩相当量は、6g/日未満を目標にする。

問題56　慢性腎不全の栄養食事療法である。**誤りはどれか。**

(1)　適正なエネルギー摂取

(2)　たんぱく質制限

(3)　脂質制限

(4)　食塩制限

(5)　カリウム制限

問題57 鉄欠乏性貧血の病態と栄養食事療法についての記述である。正しいのはどれか。

(1) 血色素濃度は、上昇する。

(2) まぶたの結膜に黄染がみられる。

(3) 鉄は、体内貯蔵量が少ないと吸収率が低下する。

(4) 非ヘム鉄は、ビタミンCとの同時摂取により吸収率が上昇する。

問題58 「食生活指針（2016年一部改正）」の項目である。正しいのはどれか。

(1) 生活にリズムを

(2) 日常生活における歩数を増加

(3) 若年世代は夜更かし避けて、体内時計のリズムを保つ

(4) いろいろ食べて生活習慣病予防

(5) 適度な運動とバランスのよい食事で、適正体重の維持を

問題59 栄養指導におけるマネジメントサイクルについての記述である。正しいのはどれか。

(1) 計画（Plan）で、指導方法や教材・媒体を決定する。

(2) 実施（Do）は、ハイリスク者を選びながら行う。

(3) 評価（Check）は、指導終了後に行う。

(4) 改善（Act）で、栄養アセスメントを行う。

問題60 栄養指導の媒体や教材についての記述である。正しいのはどれか。

(1) リーフレットは、多くの情報を1枚にまとめるようにするとよい。

(2) 食品模型（フードモデル）は、おおまかな量の把握をするものである。

(3) 調理実習は、材料・調理・料理すべてが媒体となる。

(4) パンフレットは、1枚の印刷物である。

(5) ペープサートは、エプロンをつけて演じるものである。

問題61　行動変容段階モデルについての記述である。正しいのはどれか。

(1)　無関心期は、行動変容の必要性を自覚している時期をいう。

(2)　関心期は、行動には移していないが、3 か月以内に実行するつもりがある時期をいう。

(3)　準備期は、行動を 1 か月以内に実行しようと思っている時期をいう。

(4)　実行期は、望ましい行動を 6 か月以上継続している時期をいう。

問題62　「授乳・離乳の支援ガイド（2019 年改定版）」についての記述である。正しいのはどれか。

(1)　離乳初期には、子どもの様子をみながら朝夕、1 さじずつ始める。

(2)　離乳中期には、舌でつぶせる固さのものを与える。

(3)　離乳後期には、離乳食を 1 日 2 回食で食事のリズムをつけていく。

(4)　魚は、赤身魚から白身魚へとすすめる。

(5)　牛乳は、離乳中期から飲用として与える。

問題63　単身者への栄養指導についての記述である。正しいのはどれか。

(1)　外食を利用しないよう指導する。

(2)　欠食した時のため、一度にエネルギーを多く摂取できるメニューを指導する。

(3)　調理済み食品を使用しないよう指導する。

(4)　自ら適切な栄養管理を行えるよう指導する。

問題64　公衆栄養の概念についての記述である。正しいのはどれか。

(1)　ポピュレーションアプローチは、リスクの高い者を対象にする。

(2)　公衆栄養活動の最終目的は、QOL（生活の質）を高めることである。

(3)　コミュニティとは、地理的集団に限られる。

(4)　公衆栄養活動は、三次予防を重視している。

問題65 近年の国民健康・栄養調査結果における成人女性についての記述である。正しいのはどれか。

(1) やせの割合は、20歳代が最も高い。

(2) 野菜摂取量の平均値は、350 g/日以上である。

(3) 運動習慣のある者の割合は、増加傾向にある。

(4) 糖尿病が強く疑われる者の割合は、高齢になるほど低い。

問題66 「食事バランスガイド」についての記述である。正しいのはどれか。

(1) 厚生労働省、文部科学省、農林水産省の3省合同で策定された。

(2) 食生活指針を具体的な行動に結びつけるツールとして策定された。

(3) 1週間に「何」を「どれだけ」食べたらよいかを示している。

(4) コマのイラストは、1,600 ± 200 kcal（基本形）を想定している。

(5) 「主食」は、1つ（SV）の基準が食品重量で示されている。

問題67 災害時、避難所において早急に把握すべき食事に注意が必要な人である。**誤りはどれか。**

(1) 乳幼児

(2) 妊婦・授乳婦

(3) 嚥下困難な高齢者

(4) 食物アレルギーがある人

(5) 偏食がある人

問題68 2015年の国連総会で採択された「持続可能な開発目標（SDGs）」についての記述である。**誤りはどれか。**

(1) 飢餓をゼロに

(2) すべての人に健康と福祉を

(3) 気候変動に具体的な対策を

(4) 2050年をゴールとしている。

問題69　五節句と主な行事食の組み合わせである。正しいのはどれか。

(1)　人日の節句 ――――― 屠蘇

(2)　上巳の節句 ――――― 小豆がゆ

(3)　端午の節句 ――――― ぼたもち

(4)　七夕の節句 ――――― 雑煮

(5)　重陽の節句 ――――― 菊酒

問題70　蒸す操作についての記述である。**誤りはどれか。**

(1)　湿式加熱である。

(2)　水蒸気のもつ潜熱を利用した加熱である。

(3)　熱は、主に放射によって伝わる。

(4)　プリンは、85～90 ℃を保ちながら弱火で蒸す。

(5)　まんじゅうは、100 ℃を保ちながら強火で蒸す。

問題71　肉の調理についての記述である。正しいのはどれか。

(1)　肉の繊維や筋に平行に切断すると、軟らかくなる。

(2)　ひき肉には、すね肉などの硬い部位は用いない。

(3)　ハンバーグを作る際は、ひき肉に副材料を一度に加えてからよく捏ねる。

(4)　コラーゲンは、85 ℃以上で長時間焼くとゼラチン化する。

(5)　ワインに浸けてマリネにすることで、軟らかくなる。

問題72　牛乳の調理性についての記述である。正しいのはどれか。

(1)　ホットケーキの焼き色が、つきにくくなる。

(2)　野菜スープに加えると、沈殿が起こりやすい。

(3)　カスタードプディングの熱凝固を抑制する。

(4)　ゼラチンゼリーの強度を低下させる。

(5)　じゃがいもの軟化を促進する。

問題73 豆・豆製品の調理についての記述である。**誤りはどれか。**

(1) 大豆は、水に浸漬すると元の重量の約4倍になる。

(2) 小豆は、浸漬せずに加熱することが多い。

(3) 古い豆は、新しい豆よりやわらかくなりにくい。

(4) 豆腐は、長時間加熱すると口当たりが悪くなる。

(5) やわらかくなった豆に多量の砂糖を加える場合は、2〜3回に分けて入れる。

問題74 給食の原価における直接材料費に含まれる項目である。正しいのはどれか。

(1) 調理従事者の給料

(2) 細菌検査費

(3) 光熱水費

(4) 食品購入費

(5) 減価償却費

問題75 給食の栄養・食事計画に必要な利用者のアセスメントの情報である。**誤りはどれか。**

(1) BMI

(2) 身体活動レベル

(3) 食事摂取状況

(4) 生活習慣

(5) 家族の嗜好

問題76 廃棄率15％のキャベツについて、純使用量が1人あたり40gの時の200人分の発注量である。**最も適切なのはどれか。**

(1) 7.5 kg

(2) 8.0 kg

(3) 9.0 kg

(4) 9.5 kg

(5) 11.0 kg

問題77　食材料の在庫管理についての記述である。正しいのはどれか。

　(1)　入庫とは、検収した食品を保管することである。

　(2)　先入れ・先出しとは、後に納品された食品から使用することである。

　(3)　棚卸しとは、食品受払簿の残高を確認することである。

　(4)　貯蔵食品は、在庫下限量を下回ってから発注する。

　(5)　貯蔵食品は、不定期に在庫量と品質を確認する。

問題78　大量調理における炊飯についての記述である。**誤りはどれか。**

　(1)　米の計量は、ひと釜分の炊飯量単位で行う。

　(2)　水圧式洗米機による洗米時間は、30分が目安である。

　(3)　炊飯時の蒸発率は、少量炊飯より低い。

　(4)　「湯炊き法」を用いることがある。

問題79　調理従事者の衛生管理についての記述である。正しいのはどれか。

　(1)　自身の健康状態報告は、管理者に週1回報告する。

　(2)　2か月に1回の検便を受ける。

　(3)　手指に化膿創がある場合は、汚染作業区域内で作業を行う。

　(4)　調理従事用外衣は、毎日清潔なものに交換する。

問題80　生産管理の評価で活用する帳票類である。正しいのはどれか。

　(1)　食品構成表

　(2)　栄養出納表

　(3)　調理・作業工程表

　(4)　調理従事者の衛生点検表

　(5)　食材料消費日計表

問題81 熱中症に伴う軽度〜中等度の脱水症の応急処置に用いる経口補水液の配合である。**最も適切なのはどれか。**

⑴ 水１カップ

⑵ 水１カップ ＋ 食塩小さじ１杯

⑶ 水１カップ ＋ ブドウ糖小さじ１杯

⑷ 水１カップ ＋ 食塩ひとつまみ（0.5ｇ） ＋ ブドウ糖小さじ１杯

福祉施設勤務の栄養士である。問題「82」、「83」に答えよ。

問題82 特別養護老人ホームの入所者Ａさんに、口内炎による摂食量の低下が確認された。提供する料理として**最も適切なのはどれか。**

⑴ 煮込みハンバーグ

⑵ ポテトコロッケ

⑶ 卵豆腐

⑷ きゅうりとわかめの酢の物

⑸ 菜花の辛し和え

問題83 保育所の入所者Ｂさん（乳児　生後５か月）の保護者から、牛乳をアレルゲンとする食物アレルギーの対応を依頼された。**最も適切な対応はどれか。**

⑴ アレルギー原因食品の混入や、誤配がないように配膳カードを使用する。

⑵ 保護者に離乳食の開始を遅らせるよう指導する。

⑶ 離乳食に用いる卵の使用開始時期を遅らせる。

⑷ 小麦粉は、離乳食の献立に使用しない。

予定食数が125食である事業所給食施設の昼食の献立である。問題「84」、「85」に答えよ。

主食：ごはん

主菜：肉野菜炒め

副菜：ポテトサラダ

汁物：豆腐と葉ねぎの味噌汁

デザート：フルーツカクテル

問題84　ポテトサラダのじゃがいもをマッシュしたのちに30分間冷却した。冷却の終了を判断するためのじゃがいもの中心温度である。**最も適切なのはどれか。**

(1)　20℃

(2)　30℃

(3)　40℃

(4)　50℃

問題85　調理室における作業動線および作業区域についての記述である。**最も適切なのはどれか。**

(1)　洗浄した米は、汚染作業区域の冷蔵庫に一時保管した。

(2)　肉野菜炒めの野菜は、準清潔作業区域で洗浄した。

(3)　出来上がったポテトサラダは、準清潔作業区域で一時保管した。

(4)　炊きあがったご飯は、清潔作業区域で保温し、配膳した。

栄養士実力認定試験 科目別過去問題

[平成30年度～令和4年度実施分]

① 公衆衛生学

問題1 わが国の2010年以降における保健統計についての記述である。正しいのはどれか。
(1) 総人口は，増加している。
(2) 65歳以上の人口は，減少している。
(3) 15歳未満の人口は，減少している。
(4) 平均寿命は，男女とも90年を超えている。
(5) 死産数は，増加している。

問題2 喫煙についての記述である。**誤りはどれか。**
(1) 2009年以降の日本の喫煙率は，男女ともに上昇傾向にある。
(2) たばこの煙には，発がん物質が含まれている。
(3) 20歳未満の喫煙は，法律で禁止されている。
(4) 喫煙は，慢性閉塞性肺疾患（COPD）の危険因子である。
(5) 受動喫煙は，肺がんの危険因子である。

問題3 「母子健康手帳」についての記述である。正しいのはどれか。
(1) 「地域保健法」に基づいて交付される。
(2) 都道府県が交付する。
(3) 出生の届出により交付される。
(4) 児の体重を記録する欄がある。
(5) 小学校入学時に，交付元に返却する。

問題4 市町村保健センターについての記述である。正しいのはどれか。
(1) 「健康保険法」に基づいて設置されている。
(2) 保健所の指示の下に業務を行う。
(3) センター長は，医師でなければならない。
(4) 常勤の栄養指導員を置かなければならない。
(5) 地域住民に身近な対人保健サービスを提供する拠点である。

問題1 予防医学の二次予防である。正しいのはどれか。
(1) インフルエンザの予防接種
(2) 心筋梗塞後のリハビリテーション
(3) 職場における禁煙教室
(4) 職場における胃がん検診

問題2 2000年以降の日本人男性の部位別悪性新生物死亡数である。**最も多い部位はどれか。**
(1) 肺
(2) 胃
(3) 肝臓
(4) 膵臓
(5) 大腸

問題3 悪性新生物とそのリスク因子の組み合わせである。正しいのはどれか。
(1) 肝臓がん ――――― ヒトパピローマウイルス
(2) 胃がん ――――――― ヘリコバクター・ピロリ
(3) 子宮頸がん ―――― アフラトキシン
(4) 大腸がん ―――――― アスベスト
(5) 乳がん ――――――― 塩蔵食品

問題4 県が設置する保健所の業務である。正しいのはどれか。
(1) 身体障害者手帳の交付
(2) 港湾における輸入食品の検疫
(3) 母子健康手帳の交付
(4) 感染症発生時の疫学調査

問題1 予防医学の三次予防である。正しいのはどれか。
(1) 職場における定期健康診断
(2) インフルエンザの予防接種

(3)　心筋梗塞後のリハビリテーション
(4)　新生児マススクリーニング
(5)　上水道の普及

問題2　上水道の水質基準として，「検出されないこと」とされているものである。正しいのはどれか。
(1)　一般細菌
(2)　大腸菌
(3)　カドミウムおよびその化合物
(4)　水銀およびその化合物
(5)　総トリハロメタン

問題3　経口感染する感染症である。正しいのはどれか。
(1)　マラリア
(2)　日本脳炎
(3)　狂犬病
(4)　後天性免疫不全症候群（エイズ）
(5)　腸管出血性大腸菌感染症

問題4　市町村保健センター業務として正しいのはどれか。
(1)　国民健康・栄養調査の実施
(2)　給食施設の食品衛生指導
(3)　食中毒報告の受付
(4)　地域住民に密着した健康相談

令和元年度（第16回）

問題1　メタボリックシンドロームの診断基準に含まれている項目である。**誤りはどれか。**
(1)　血清LDLコレステロール値
(2)　血清HDLコレステロール値
(3)　ウエスト周囲径
(4)　空腹時血糖値
(5)　血圧

問題2　2017年の日本の死因順位第一位である。正しいのはどれか。
(1)　脳血管疾患
(2)　心疾患
(3)　肺炎
(4)　悪性新生物
(5)　自殺

問題3　「感染症の予防及び感染症の患者に対する医療に関する法律（感染症法）」で，三類感染症に分類されている感染症である。正しいのはどれか。
(1)　ペスト
(2)　結核
(3)　細菌性赤痢
(4)　狂犬病

(5)　インフルエンザ

問題4　国勢調査の集計で得られる項目である。正しいのはどれか。
(1)　出生数
(2)　死亡数
(3)　婚姻件数
(4)　離婚件数
(5)　65歳以上の人口

平成30年度（第15回）

問題1　公衆衛生の一次予防である。正しいのはどれか。
(1)　新生児マススクリーニング
(2)　職場における胃がん検診
(3)　脳梗塞患者のリハビリテーション
(4)　受動喫煙の防止条例の策定
(5)　精神疾患患者に対する社会復帰訓練

問題2　公害の発生地域と主な原因物質についての組み合わせである。正しいのはどれか。
(1)　新潟県阿賀野川下流地域 ── ヒ素
(2)　熊本県水俣湾沿岸地域 ─── メチル水銀
(3)　富山県神通川下流地域 ─── 銅
(4)　栃木県足尾地域 ────── カドミウム
(5)　三重県四日市臨海地域 ── ダイオキシン類

問題3　「水道法」の水質基準で検出されてはならないとされている項目である。正しいのはどれか。
(1)　水銀
(2)　ヒ素
(3)　大腸菌
(4)　カドミウム
(5)　トリハロメタン

問題4　「感染症法」における三類感染症である。正しいのはどれか。
(1)　狂犬病
(2)　マラリア
(3)　結核
(4)　腸管出血性大腸菌感染症
(5)　インフルエンザ

問題5　母子健康手帳についての記述である。正しいのはどれか。
(1)　「地域保健法」に基づいて交付される。
(2)　小学校入学時，交付元に返却する。
(3)　都道府県が交付する。
(4)　出生の届出により交付される。
(5)　児の予防接種を記録する欄がある。

❷ 社会福祉概論

令和4年度 (第19回)

問題5　地域包括ケアシステムについての記述である。正しいのはどれか。
(1)　高齢者をはじめとする国民が，住み慣れた地域で自分らしく暮らすための体制である。
(2)　類を見ない急速な高齢化を食い止めるための政策である。
(3)　2035年をめどに，構築を目指している。
(4)　「介護保険法」の中で示されている。
(5)　要介護状態となった場合に，施設や病院へ入ることができる体制づくりを目指している。

問題6　母子保健についての記述である。**誤りはどれか。**
(1)　未熟児訪問指導は，未熟児を養育している家庭を訪問し，助言・指導を行う事業である。
(2)　妊産婦訪問指導は，都道府県が実施する。
(3)　両親学級は，市町村が実施する。
(4)　幼児期の健康診査は，1歳6か月児及び3歳児健康診査の2回行うこととされている。

令和3年度 (第18回)

問題5　介護保険制度についての記述である。正しいのはどれか。
(1)　保険料は，20歳から徴収される。
(2)　福祉用具貸与は，介護保険サービスには含まれない。
(3)　要介護状態は，10段階に区分される。
(4)　介護保険の保険者は，市町村と特別区である。
(5)　介護保険の第2号被保険者は，65歳以上の者である。

問題6　児童福祉法に定める児童福祉施設である。**誤りはどれか。**
(1)　児童養護施設
(2)　児童家庭支援センター
(3)　幼保連携型認定こども園
(4)　幼稚園

令和2年度 (第17回)

問題5　「児童福祉法」についての記述である。**誤りはどれか。**
(1)　乳児とは，満1歳に満たない者である。
(2)　幼児とは，満1歳から小学校就学の始期に達するまでの者である。
(3)　児童とは，満20歳に満たない者である。
(4)　妊産婦とは，妊娠中または出産後1年以内の女子である。

問題6　介護保険制度についての記述である。正しいのはどれか。
(1)　被保険者は，満20歳以上の国民である。
(2)　保険者は，市町村と特別区である。
(3)　地域包括ケアセンターの設置主体は，都道府県である。
(4)　要介護認定は，都道府県が行う。

令和元年度 (第16回)

問題5　介護保険法についての記述である。**誤りはどれか。**
(1)　第1号被保険者とは，65歳以上の者である。
(2)　第2号被保険者とは，40〜64歳の医療保険加入者である。
(3)　要介護認定は，都道府県の介護認定審査会が行う。
(4)　要介護認定には，医師の意見書が必要である。
(5)　サービスの利用は，契約制度による。

問題6　生活保護法に基づく生活保護についての記述である。正しいのはどれか。
(1)　生活保護は，居宅保護を原則とする。
(2)　学校給食費は，教育扶助に含まれない。
(3)　介護扶助は，金銭給付によって行われる。
(4)　薬代は，医療扶助に含まれない。
(5)　出産扶助は，現物給付によって行われる。

平成30年度 (第15回)

問題6　社会保険の種類である。**誤りはどれか。**
(1)　国民健康保険
(2)　国民年金保険
(3)　雇用保険
(4)　労働者災害補償保険
(5)　終身がん保険

問題7　子ども・家庭福祉についての記述である。正しいのはどれか。
(1)　児童福祉法では，20歳未満を児童と定めている。
(2)　特別児童扶養手当は，3人以上の児を養育している父母に支給される。
(3)　児童相談所は，子どもの学習について相談に応じる。
(4)　児童発達支援センターは，児童福祉施設である。
(5)　児童虐待相談処理件数は，減少傾向にある。

問題8　介護保険制度についての記述である。正しいのはどれか。
(1)　要介護認定は，都道府県が行う。
(2)　第1号被保険者の対象年齢は，60歳以上である。
(3)　第2号被保険者の対象年齢は，25歳以上，60歳未満である。
(4)　介護保険サービスには，居宅サービスがある。
(5)　保険者は，都道府県である。

③ 解剖生理学

令和4年度（第19回）

問題7 細胞についての記述である。正しいのはどれか。
(1) ミトコンドリアは，エネルギー産生の場である。
(2) リソソームは，たんぱく質合成の場である。
(3) リボソームは，老廃物分解の場である。
(4) ゴルジ体は，脂質分解の場である。

問題8 骨についての記述である。正しいのはどれか。
(1) 破骨細胞は，骨吸収を阻害する。
(2) エストロゲンは，骨吸収を促進する。
(3) 健常者の骨は，無機成分より有機成分を多く含む。
(4) 骨芽細胞は，骨形成に関わる。

問題9 呼吸器系についての記述である。正しいのはどれか。
(1) 外呼吸は，窒素と二酸化炭素を交換する。
(2) 呼吸が抑制されると，血液はアルカリ性に傾く。
(3) 誤嚥した異物は，右気管支に入りやすい。
(4) 左肺は，3葉からなる。

問題10 消化器系についての記述である。**誤りはどれか。**
(1) 唾液中には，ムチンが含まれる。
(2) 塩酸は，胃の壁細胞から分泌される。
(3) ラクターゼは，乳糖を分解する。
(4) 水分の多くは，小腸で吸収される。
(5) 胆汁は，胆嚢で産生される。

問題11 腎泌尿器系についての記述である。正しいのはどれか。
(1) 健常者の原尿は，1日に1.0〜1.5L生成される。
(2) 右腎は，左腎よりもやや高い位置にある。
(3) 腎小体は，糸球体とボーマンのうからなる。
(4) 腎臓と膀胱をつなぐ管を，尿細管という。

問題12 血糖値の上昇作用を有するホルモンである。正しいのはどれか。
(1) 副甲状腺ホルモン（パラトルモン）
(2) コルチゾール（糖質コルチコイド）
(3) バソプレシン
(4) インスリン
(5) カルシトニン

問題13 神経系についての記述である。正しいのはどれか。
(1) 末梢神経系は，脳と脊髄からなる。
(2) 自律神経系は，感覚神経と運動神経からなる。
(3) 摂食中枢は，視床下部にある。
(4) 呼吸中枢は，下垂体にある。

令和3年度（第18回）

問題7 運動器系についての記述である。正しいのはどれか。
(1) 遅筋（赤筋）では，横紋がみられない。
(2) 速筋（白筋）は，有酸素運動で鍛えられ，肥大する。
(3) 筋収縮のエネルギー源は，ATPである。
(4) 骨芽細胞は，骨吸収を促進する。

問題8 血液についての記述である。正しいのはどれか。
(1) エリスロポエチンは，赤血球産生を抑制する。
(2) 血小板は，止血作用をもつ。
(3) グロブリンは，血漿たんぱく質の中で最も多い。
(4) フィブリンは，凝固血液を溶解する作用をもつ。

問題9 呼吸器系の構造と機能についての記述である。正しいのはどれか。
(1) 右肺は3葉，左肺は2葉である。
(2) 呼息は，横隔膜の収縮により起こる。
(3) 右気管支は，左気管支より長い。
(4) ヘモグロビンは，血液中の酸素分圧が低いほど酸素と多く結合する。

問題10 消化についての記述である。正しいのはどれか。
(1) 胆汁は，胆嚢で産生される。
(2) 膵液は，リパーゼを含む。
(3) 電解質の大部分は，大腸で吸収される。
(4) ペプシノーゲンは，胃の壁細胞から分泌される。

問題11 腎臓についての記述である。正しいのはどれか。
(1) ネフロンは，腎小体と集合管で構成される。
(2) レニンの分泌は，血圧の上昇により促進される。
(3) 原尿中のグルコースは，尿細管では再吸収されない。
(4) ボウマン囊は，糸球体で濾過された原尿を受け入れる部位である。

問題12 ホルモンについての記述である。正しいのはどれか。
(1) バソプレシンは，水の再吸収を抑制する。
(2) 副甲状腺ホルモンは，基礎代謝を上昇させる。
(3) カルシトニンは，骨吸収を促進する。
(4) グルカゴンは，血糖値を上昇させる。
(5) オキシトシンは，乳汁産生を促進する。

問題13 自律神経系の機能についての記述である。正しいのはどれか。
(1) 排尿は，交感神経の興奮により促進される。
(2) 気管支は，交感神経の興奮により収縮する。
(3) 唾液の分泌は，交感神経の興奮により促進される。
(4) 消化管の運動は，副交感神経の興奮により促進され

る。
(5) 心拍数は，副交感神経の興奮により増加する。

令和2年度（第17回）

題7 細胞についての記述である。正しいのはどれか。
(1) ミトコンドリアは，ATP合成の場である。
(2) リソソームは，たんぱく質合成の場である。
(3) 核は，リン脂質合成の場である。
(4) リボソームは，たんぱく質分解の場である。

問題8 心臓の構造と機能についての記述である。正しいのはどれか。
(1) 左房室弁は，三尖弁である。
(2) 心筋は，随意筋である。
(3) 心拍数は，副交感神経の興奮により増加する。
(4) 心臓の栄養血管は，冠状動脈である。

問題9 消化液についての記述である。正しいのはどれか。
(1) 唾液には，トリプシンが含まれる。
(2) 胃液には，アミラーゼが含まれる。
(3) 膵液には，ペプシンが含まれる。
(4) 膵液は，回腸に排出される。
(5) 胆汁には，消化酵素が含まれない。

問題10 泌尿器系の構造と機能についての記述である。正しいのはどれか。
(1) 膀胱の上皮は，単層扁平上皮である。
(2) 糸球体を流れる血液は，静脈血である。
(3) 原尿中の水分は，尿細管で再吸収される。
(4) 赤血球は，正常な糸球体で濾過される。

問題11 生殖器系についての記述である。正しいのはどれか。
(1) エストロゲンは，卵胞から分泌される。
(2) 受精は，卵巣で起こる。
(3) 月経では，子宮の基底層が剥離する。
(4) 基礎体温は，卵胞期に上昇する。

問題12 ホルモンについての記述である。正しいのはどれか。
(1) カルシトニンは，副甲状腺から分泌される。
(2) インスリンは，グリコーゲンの合成を促進する。
(3) アドレナリンは，副腎皮質から分泌される。
(4) バソプレッシンは，尿量を増加させる。

問題13 神経についての記述である。正しいのはどれか。
(1) 副交感神経の神経伝達物質は，ノルアドレナリンである。
(2) シナプスでは，興奮は両方向性に伝えられる。
(3) 脳神経は，末梢神経系である。
(4) 摂食の中枢は，視床にある。

令和元年度（第16回）

問題7 細胞についての記述である。正しいのはどれか。
(1) 細胞膜の二重膜層の主成分は，たんぱく質からなる。
(2) リソソームは，多くの加水分解酵素を含む。
(3) 滑面小胞体表面には，リボソームが付着している。
(4) ゴルジ体の働きは，エネルギーを産生することである。
(5) ミトコンドリアの働きは，たんぱく質の合成である。

問題8 骨の構造と機能についての記述である。正しいのはどれか。
(1) 骨組織には，たんぱく質は含まれない。
(2) 骨端軟骨は，骨の成長に関与する。
(3) 肘関節は，球関節である。
(4) 骨芽細胞は，骨吸収を行う。
(5) 骨吸収は，エストロゲンの増加により促進される。

問題9 血液についての記述である。正しいのはどれか。
(1) 血液のpHは，7.00である。
(2) 血清には，フィブリノーゲンが含まれている。
(3) 白血球の中で最も多いのは，好塩基球である。
(4) ヘモグロビンには，鉄が含まれる。
(5) 血小板には，核がある。

問題10 呼吸器についての記述である。正しいのはどれか。
(1) 右肺は，2葉に分かれている。
(2) 気道に入った異物は，右気管支に入りやすい。
(3) 喉頭は，鼻腔と咽頭の間にある。
(4) 吸息時は，横隔膜が弛緩している。
(5) 呼吸中枢は，中脳にある。

問題11 胃の構造と機能についての記述である。正しいのはどれか。
(1) ペプシノーゲンは，胃底腺の主細胞から分泌される。
(2) 胃酸は，胃底腺の副細胞から分泌される。
(3) 粘液は，胃底腺の壁細胞から分泌される。
(4) ガストリンは，胃酸の分泌を抑制する。
(5) 胃の入口は，幽門である。

問題12 泌尿器系の構造と機能についての記述である。正しいのはどれか。
(1) バソプレシンは，水の再吸収を促進する。
(2) アルドステロンは，ナトリウムの再吸収を抑制する。
(3) 原尿の1日の生成量は，約10Lである。
(4) 血圧は，レニンの分泌により低下する。
(5) 尿道は，腎臓と膀胱の間をつなぐ。

問題13 自律神経の機能についての記述である。正しいのはどれか。
(1) 瞳孔は，交感神経が優位に働くと散大する。
(2) 消化液の分泌は，交感神経が優位に働くと促進される。
(3) 排尿は，交感神経が優位に働くと促進される。

（4）　心拍数は，副交感神経が優位に働くと増加する。

（5）　気管支は，副交感神経が優位に働くと拡張する。

平成30年度（第15回）

問題9　心臓の構造と機能についての記述である。正しいのはどれか。

（1）　右心室壁は，左心室壁よりも厚い。

（2）　心臓壁は，2層からなる。

（3）　冠状動脈は，心臓の栄養血管である。

（4）　三尖弁は，左心房と左心室の間にある。

（5）　洞房結節は，左心室にある。

問題10　血液についての記述である。正しいのはどれか。

（1）　血液の60％は，血球である。

（2）　血小板は，血液凝固に作用する。

（3）　エリスロポエチンは，白血球産生を促進する。

（4）　血清は，フィブリノーゲンを含む。

（5）　赤血球の寿命は，1週間である。

問題11　消化管の構造についての記述である。正しいのはどれか。

（1）　食道の筋層に横紋筋はない。

（2）　胃の出口は，幽門である。

（3）　胃の筋層は，斜走筋と輪走筋の2層である。

（4）　小腸は，十二指腸，回腸，結腸からなる。

（5）　盲腸は，直腸よりも肛門側にある。

問題12　消化液についての記述である。正しいのはどれか。

（1）　膵液は，空腸に排出される。

（2）　膵液には，リパーゼが含まれる。

（3）　唾液には，トリプシンが含まれる。

（4）　胃液には，アミラーゼが含まれる。

（5）　胆汁は，胆嚢で生成される。

問題13　腎臓の構造と機能についての記述である。正しいのはどれか。

（1）　糸球体で濾過されたグルコースは，尿細管で再吸収される。

（2）　糸球体で濾過された電解質は，100％再吸収される。

（3）　糸球体で濾過された水分は，50％再吸収される。

（4）　血中アルブミンは，糸球体で濾過される。

（5）　老廃物は，腎静脈血よりも腎動脈血の方が少ない。

問題14　女性生殖器についての記述である。正しいのはどれか。

（1）　黄体期に，子宮内膜が増殖する。

（2）　排卵は，黄体形成ホルモンの急激な分泌低下で誘発される。

（3）　妊娠中は，卵胞刺激ホルモンの分泌が亢進する。

（4）　月経後に，卵胞は黄体になる。

（5）　黄体期には，卵胞期に比べて，基礎体温が上昇する。

問題15　神経についての記述である。正しいのはどれか。

（1）　中枢神経系は，脳神経と脊髄神経から構成される。

（2）　交感神経が優位になると，血圧が低下する。

（3）　副交感神経の働きにより，膵液分泌が促進される。

（4）　視床下部には，呼吸中枢がある。

（5）　延髄には，食欲中枢がある。

④ 生　化　学

問題14　アミノ酸とたんぱく質についての記述である。正しいのはどれか。
(1)　体たんぱく質を構成するアミノ酸は，D型アミノ酸である。
(2)　α-ヘリックスは，たんぱく質の一次構造である。
(3)　ロイシンは，糖原性アミノ酸である。
(4)　メチオニンは，含硫アミノ酸である。

問題15　糖質についての記述である。正しいのはどれか。
(1)　ガラクトースは，五炭糖である。
(2)　グルコースは，ケトースである。
(3)　スクロースは，グルコースとフルクトースからなる。
(4)　アミロースは，分岐構造をもつ。

問題16　脂質についての記述である。正しいのはどれか。
(1)　トリグリセリドは，単純脂質である。
(2)　コレステロールエステルは，複合脂質である。
(3)　リン脂質は，疎水性である。
(4)　胆汁酸は，脂質の吸収を妨げる。

問題17　酵素についての記述である。正しいのはどれか。
(1)　酵素活性は，pHの影響を受けない。
(2)　律速酵素は，代謝系のなかで最も速い反応を触媒する酵素である。
(3)　ミカエリス定数（Km）が大きい酵素は，基質との親和性が高い。
(4)　酵素は，活性化エネルギーを低下させ，反応を進める。

問題18　糖質の代謝についての記述である。正しいのはどれか。
(1)　ペントースリン酸回路では，ATPを生じる。
(2)　解糖系では，1分子のグルコースから1分子のピルビン酸を生じる。
(3)　肝臓では，糖新生がおこる。
(4)　グルカゴンは，グリコーゲン分解を抑制する。

問題19　脂質の代謝についての記述である。正しいのはどれか。
(1)　β酸化は，細胞質ゾルで行われる。
(2)　ケトン体は，飢餓時に脳のエネルギー源として利用される。
(3)　キロミクロンは，肝臓から分泌される。
(4)　コレステロールは，体内で合成できない。

問題20　アミノ酸の代謝についての記述である。正しいのはどれか。
(1)　アミノ基転移酵素は，補酵素としてビタミンB$_1$が

必要である。
(2)　アミノ基転移反応により，アンモニアが生じる。
(3)　尿素回路は，肝臓に存在する。
(4)　体たんぱく質の分解で生成したアミノ酸は，体たんぱく質の合成に再利用できない。

問題21　遺伝子についての記述である。正しいのはどれか。
(1)　tRNAは，アミノ酸を運搬する。
(2)　mRNAは，アンチコドンをもつ。
(3)　転写は，リボソームで行われる。
(4)　チミンは，RNAを構成する塩基の一つである。

問題14　アミノ酸とたんぱく質についての記述である。正しいのはどれか。
(1)　不可欠（必須）アミノ酸は，20種類ある。
(2)　たんぱく質の一次構造は，複数のサブユニットで形成される。
(3)　α-ヘリックス構造は，たんぱく質の二次構造の一つである。
(4)　たんぱく質の四次構造は，アミノ酸の配列順序のことである。
(5)　リシンは，糖原性アミノ酸である。

問題15　脂質についての記述である。正しいのはどれか。
(1)　脂質は，水に溶けやすい。
(2)　α-リノレン酸は，必須脂肪酸である。
(3)　長鎖脂肪酸は，アルデヒド基をもつ。
(4)　コレステロールは，エネルギー源になる脂質である。

問題16　酵素についての記述である。正しいのはどれか。
(1)　酵素反応速度は，pHによる影響を受けない。
(2)　酵素活性の調節機構として，酵素たんぱく質のリン酸化がある。
(3)　酵素の中で，基質と結合する部位をアロステリック部位という。
(4)　リパーゼは，脂肪酸を分解する酵素である。

問題17　生体エネルギーについての記述である。正しいのはどれか。
(1)　解糖系では，酸化的リン酸化によりATPが生成される。
(2)　電子伝達系を伝達される電子は，最終的に水素に移る。
(3)　脱共役たんぱく質（UCP）は，ATP生成を促進する。
(4)　ペントースリン酸回路は，ATPを生成しない代謝経路である。

問題18　グリコーゲンについての記述である。正しいのは

どれか。
(1) グリコーゲンの合成は，ミトコンドリアのマトリックスで行われる。
(2) グリコーゲンの合成は，分枝酵素の作用により，α-1,4-グリコシド結合が形成される。
(3) 肝臓のグリコーゲンは，血糖の維持に関与する。
(4) グリコーゲンの分解経路は，合成経路の逆反応である。

問題19 アミノ酸代謝についての記述である。正しいのはどれか。
(1) アミノ基転移酵素は，ビタミンB_1の補酵素型を必要とする。
(2) 尿素回路では，尿素の生成に伴ってATPが生じる。
(3) ヒスチジンは，ヒスタミンから生成される。
(4) 体たんぱく質の分解産物は，アミノ酸プールに入らない。
(5) アルギニンは，尿素回路の中間体である。

問題20 核酸についての記述である。正しいのはどれか。
(1) ATPは，ヌクレオチドである。
(2) 2本鎖DNAの相補的塩基対は，共有結合により形成される。
(3) アミノ酸をコードするコドンは，20種類ある。
(4) DNAを構成している五炭糖は，リボースである。
(5) mRNAをもとに，たんぱく質を合成することを転写という。

問題21 免疫と生体防御についての記述である。正しいのはどれか。
(1) 抗体は，キラーT細胞より分泌される。
(2) 食物アレルギーは，II型アレルギーの一種である。
(3) 自己免疫疾患は，免疫不全により発症する。
(4) 自然免疫は，病原体を迅速に攻撃する免疫システムである。

■■ **令和2年度**（第17回）

問題14 アミノ酸についての記述である。正しいのはどれか。
(1) たんぱく質は，D型のアミノ酸で構成されている。
(2) たんぱく質を構成するアミノ酸は，20種類ある。
(3) グルタミン酸は，必須（不可欠）アミノ酸である。
(4) ケト原性アミノ酸は，糖新生に使用されるアミノ酸である。
(5) アスパラギンは，酸性アミノ酸に分類されている。

問題15 糖質についての記述である。正しいのはどれか。
(1) リボースは，五炭糖である。
(2) グルコースは，ケトースである。
(3) ラクトースの構成単糖は，ガラクトースとフルクトースである。
(4) アミロースは，α-1,6-グリコシド結合を持つ。

問題16 脂質についての記述である。正しいのはどれか。
(1) オレイン酸は，必須脂肪酸である。
(2) トリアシルグリセロールは，複合脂質である。
(3) アラキドン酸は，n-3系多価不飽和脂肪酸である。
(4) ホスファチジルコリンは，リン脂質である。

問題17 酵素についての記述である。正しいのはどれか。
(1) アポ酵素は，ホロ酵素と補酵素からなる。
(2) アイソザイムは，同じ一次構造をもつ。
(3) ミカエリス定数（Km）が大きいほど，酵素と基質の親和性が高い。
(4) ペプシンの最適pH（至適pH）は，アルカリ性領域にある。
(5) リパーゼは，加水分解酵素である。

問題18 生体エネルギーについての記述である。正しいのはどれか。
(1) 解糖系の代謝は，ミトコンドリア内でおこる。
(2) ATPの生成は，同化の過程で起こる。
(3) 骨格筋ではクレアチンリン酸の高エネルギー結合が，ATP生成に利用される。
(4) 酸化的リン酸化の過程では，Na^+イオンの濃度勾配を利用してATPが合成される。

問題19 脂質についての記述である。正しいのはどれか。
(1) ヒト体内では，脂肪酸に二重結合は導入されない。
(2) アセト酢酸は，ケトン体の1つである。
(3) 脂肪酸のβ酸化は，滑面小胞体で行われる。
(4) β酸化は，脂肪酸を水と二酸化炭素に分解する過程である。

問題20 核酸についての記述である。正しいのはどれか。
(1) ヌクレオシドは，五炭糖，塩基，リン酸からなる。
(2) DNAにおけるアデニンの相補的塩基は，ウラシルである。
(3) DNAの塩基配列は，たんぱく質のアミノ酸配列の情報を含む。
(4) DNAの塩基配列情報をmRNAに変換することを翻訳という。
(5) アデニンは，ピリミジン塩基である。

問題21 免疫と生体防御についての記述である。正しいのはどれか。
(1) 好中球は，貪食作用がある。
(2) B細胞は，細胞性免疫を担う。
(3) 免疫グロブリンは，H鎖とL鎖の2本のポリペプチド鎖からなる。
(4) IgMは，感染の治癒期に血中濃度が上昇する。

■■ **令和元年度**（第16回）

問題14 酵素についての記述である。正しいのはどれか。
(1) 酵素は，化学反応を促進する。
(2) 酵素反応の速度は，pHによる影響を受けない。

（3）　補酵素は，たんぱく質からなる。

（4）　アイソザイムは，アミノ酸配列が同じ酵素である。

問題15　生体内におけるエネルギー代謝についての記述である。正しいのはどれか。

（1）　AMPには，高エネルギーリン酸結合が存在する。

（2）　解糖系では，酸化的リン酸化によりATPが合成される。

（3）　電子伝達系では，電子は最終的に酸素に渡される。

（4）　異化とは，低分子から高分子化合物をつくることである。

問題16　核酸についての記述である。正しいのはどれか。

（1）　ヌクレオシドには，リン酸が含まれている。

（2）　DNAにおけるアデニンの相補的塩基は，ウラシルである。

（3）　DNAは，α-ヘリックス構造である。

（4）　複製とは，DNAを鋳型としてmRNAを合成することである。

（5）　mRNAには，コドンがある。

問題17　アミノ酸とその代謝についての記述である。正しいのはどれか。

（1）　アミノ基転移反応では，アンモニアが遊離される。

（2）　尿素サイクルの中間代謝物質に，オルニチンがある。

（3）　ロイシンは，糖原性アミノ酸である。

（4）　トリプトファンは，可欠アミノ酸（非必須アミノ酸）である。

問題18　免疫と生体防御についての記述である。正しいのはどれか。

（1）　IgMは，Ⅰ型アレルギーを引き起こす。

（2）　体外から侵入して免疫応答を引き起こすのは，抗体である。

（3）　免疫の仕組には，自然免疫と獲得免疫がある。

（4）　マクロファージの主な役割は，免疫グロブリンの産生である。

（5）　T細胞は，骨髄で分化成熟する。

問題19　脂質についての記述である。正しいのはどれか。

（1）　飽和脂肪酸の炭素鎖には，二重結合がある。

（2）　イコサペンタエン酸は，炭素数18の脂肪酸である。

（3）　リノール酸は，n-9系列の脂肪酸である。

（4）　脂肪酸とグリセロールの結合を，ペプチド結合という。

（5）　リノール酸は，室温で液体である。

問題20　脂質の代謝についての記述である。正しいのはどれか。

（1）　脂肪酸のβ-酸化は，細胞質ゾルで行われる。

（2）　長鎖脂肪酸の合成は，核で行われる。

（3）　β-酸化では，脂肪酸の炭素が2個ずつ切り離されてゆく。

（4）　脂肪酸合成では，補酵素としてFADが必要である。

問題21　たんぱく質と糖質についての記述である。正しいのはどれか。

（1）　たんぱく質を構成するアミノ酸は，9種類である。

（2）　アミノ酸どうしの結合をグリコシド結合という。

（3）　インスリンは，ペプチドホルモンである。

（4）　グルコースは，二糖類の一種である。

（5）　フルクトースは，アルドースである。

平成30年度（第15回）

問題16　細胞についての記述である。正しいのはどれか。

（1）　細胞膜の主成分は，トリアシルグリセロールである。

（2）　ミトコンドリアの主な役割は，たんぱく質の合成である。

（3）　小胞体には，クエン酸回路が存在する。

（4）　細胞質基質では，解糖系の反応が進行する。

（5）　リボソームの主な役割は，ATPの合成である。

問題17　アミノ酸についての記述である。正しいのはどれか。

（1）　アスパラギン酸は，中性アミノ酸である。

（2）　メチオニンは，含硫アミノ酸である。

（3）　トリプトファンは，分岐（枝）鎖アミノ酸である。

（4）　セリンは，必須アミノ酸である。

（5）　ロイシンは，糖原性アミノ酸である。

問題18　酵素についての記述である。正しいのはどれか。

（1）　酵素は，化学反応の活性化エネルギーを高める。

（2）　アミラーゼは，合成酵素の一種である。

（3）　アイソザイムは，異なる反応を触媒する。

（4）　ラクターゼは，麦芽糖（マルトース）を分解する。

（5）　ペプシンの至適（最適）pHは，1～2である。

問題19　糖質についての記述である。正しいのはどれか。

（1）　アルドースには，アルデヒド基が存在する。

（2）　フルクトース（果糖）は，五炭糖である。

（3）　アミロースには，β-1,4-グリコシド結合が存在する。

（4）　デオキシリボースは，RNAの構成糖である。

（5）　グルコースは，三炭糖である。

問題20　糖質および脂質の代謝についての記述である。正しいのはどれか。

（1）　肝臓のグリコーゲンは，血糖の調節に関与する。

（2）　解糖系では，1分子のグルコースが1分子のピルビン酸となる。

（3）　五炭糖リン酸経路（ペントースリン酸経路）では，補酵素としてFADが使われる。

（4）　糖新生は，筋肉細胞内で進む。

（5）　β酸化（脂肪酸分解）は，細胞質基質で進む。

問題21　アミノ酸代謝についての記述である。正しいのはどれか。

（1）　アミノ酸のアミノ基は，エネルギー源として利用で

きる。
(2) アミノ基転移反応では，ビタミンB₂由来の補酵素が必要である。
(3) 尿中尿素の排泄量は，食事に影響されない。
(4) アラニンは，糖新生に利用できない。
(5) 尿素回路（オルニチン回路）は，肝臓に存在する。

問題22 核酸についての記述である。正しいのはどれか。
(1) ヌクレオシドは，塩基，糖およびリン酸から構成されている。
(2) RNAの塩基には，チミンがある。
(3) DNAには，たんぱく質のアミノ酸配列に関する情報が存在している。

(4) 複製とは，DNAを鋳型としてmRNAを合成することである。
(5) tRNAには，コドンが存在する。

問題23 免疫と生体防御についての記述である。正しいのはどれか。
(1) 免疫グロブリンには，H鎖とL鎖がある。
(2) 抗原の侵入により抗体が生産されるのは，自然免疫である。
(3) 好中球は，自然免疫に関与しない。
(4) B細胞は，胸腺でつくられる。
(5) 食物アレルギーには，免疫が関与しない。

⑤ 食品学総論

■ 令和4年度（第19回）

問題22 水分についての記述である。正しいのはどれか。
(1) 細菌は，カビよりも低い水分活性で生育できる。
(2) 中間水分食品は，一般的に水でもどす必要がある。
(3) 食品を砂糖漬けすると，水分活性は高くなる。
(4) 脂質の酸化は，水分活性が極めて低い場合に促進される。

問題23 炭水化物についての記述である。正しいのはどれか。
(1) フルクトースは，α型がβ型より甘味が強い。
(2) マルトースは，グルコース2分子から構成される。
(3) スクロースは，還元糖である。
(4) ラクトースは，非還元糖である。

問題24 たんぱく質およびアミノ酸についての記述である。正しいのはどれか。
(1) アミノ酸には，うま味を呈するものがある。
(2) アミノ酸スコアは，たんぱく質の消化・吸収性の指標である。
(3) たんぱく質の変性は，酸では起こらない。
(4) たんぱく質の溶解性は，等電点で高くなる。

問題25 脂質についての記述である。正しいのはどれか。
(1) リノール酸は，n-3系多価不飽和脂肪酸である。
(2) ヨウ素価の高い油脂ほど，酸化を受けにくい。
(3) 油脂の主成分は，トリグリセリドである。
(4) 魚油の融点は，牛脂より高い。
(5) 油脂の酸化は，光で抑制される。

問題26 ビタミンとそれを多く含む食品の組み合わせである。**誤りはどれか。**
(1) ビタミンA ——— うなぎ
(2) ビタミンD ——— 乾しいたけ
(3) ビタミンK ——— 納豆
(4) ビタミンB₁ ——— 豚肉
(5) ビタミンC ——— 鶏卵

■ 令和3年度（第18回）

題22 食物連鎖についての記述である。正しいのはどれか。
(1) フードマイレージは，食物連鎖を表す指標である。
(2) 植物は，食物連鎖の最上位に存在する。
(3) 食物連鎖は，食の安全に影響しない。
(4) 食物連鎖によって，有害物質が生物濃縮されることがある。

問題23 炭水化物についての記述である。**誤りはどれか。**
(1) マルトースは，2分子のグルコースから構成される。
(2) でんぷんは，多数のフルクトースから構成される。
(3) ラクトースは，グルコースとガラクトースから構成される。
(4) スクロースは，グルコースとフルクトースから構成される。

問題24 たんぱく質についての記述である。正しいのはどれか。
(1) オリゼニンは，小麦に含まれる。
(2) グリシニンは，大豆に含まれる。
(3) ツェイン（ゼイン）は，米に含まれる。
(4) カゼインは，大麦に含まれる。
(5) ホルデインは，とうもろこしに含まれる。

問題25 脂肪酸についての記述である。正しいのはどれか。
(1) 飽和脂肪酸の融点は，炭素数が多くなるほど低くなる。
(2) 不飽和脂肪酸は，二重結合が多いほど酸化されにくい。

(3) 飽和脂肪酸は，牛脂より大豆油に多く含まれる。

(4) リノール酸は，体内でドコサヘキサエン酸に変換される。

(5) トランス脂肪酸は，硬化油の製造過程で生成される。

問題26 食品とその呈味成分の組み合わせである。正しいのはどれか。

(1) きゅうりの苦味成分 ———— テオブロミン

(2) 乾しいたけのうま味成分 —— テアニン

(3) たけのこのえぐ味成分 —— ホモゲンチジン酸

(4) しょうがの辛味成分 ———— ピペリン

(5) 梅干しの酸味成分 ———— 酒石酸

令和2年度（第17回）

問題22 「日本食品標準成分表2015年版（七訂）」についての記述である。正しいのはどれか。

(1) 食塩相当量は，ナトリウム量に2.54を乗じて算出した値である。

(2) ビタミンCは，酸化型のみの値を収載している。

(3) 表示に用いられる記号において，「―」は測定で検出されなかったことを示す。

(4) 食物繊維は，炭水化物の成分値に含まれない。

問題23 食品中の水分についての記述である。正しいのはどれか。

(1) 食品中の脂質の酸化は，水分活性の影響を受けない。

(2) 水分活性は，0～100の間の値をとる。

(3) 自由水は，微生物の繁殖に利用される。

(4) 中間水分食品は，褐変が起こりにくい。

(5) 水分量が同じ場合，水分活性は，結合水が多くなると高くなる。

問題24 炭水化物についての記述である。正しいのはどれか。

(1) ラクトースは，麦芽に含まれる。

(2) マルトースは，砂糖に含まれる。

(3) フルクトースは，牛乳に含まれる。

(4) ラフィノースは，大豆に含まれる。

問題25 食品中のビタミンについての記述である。正しいのはどれか。

(1) ビタミンAは，卵黄より卵白に多く含まれる。

(2) ビタミンDは，乾しいたけより生しいたけに多く含まれる。

(3) ビタミンKは，糸引き納豆より大豆（乾）に多く含まれる。

(4) ビタミンCは，ほうれんそう（生）よりほうれんそう（ゆで）に多く含まれる。

(5) ビタミンB₁は，精白米より玄米に多く含まれる。

問題26 色素とそれを含む食品の組み合わせである。正しいのはどれか。

(1) ルテイン ———————— みかん

(2) カプサンチン ———————— 紅茶

(3) ナスニン ———————— 赤しそ

(4) リコペン（リコピン）——— トマト

令和元年度（第16回）

問題22 地産地消・食品ロスについての記述である。正しいのはどれか。

(1) 学校給食での地場農産物の利用は，地産地消の取り組みである。

(2) 地産地消は，フードマイレージを増大する。

(3) 地産地消は，食料自給率の低下につながる。

(4) 食品ロスは，賞味期限を1日過ぎた食品を廃棄しても増加しない。

(5) 食品ロスとは，皮や芯など調理の際に捨てる部分の割合である。

問題23 日本食品標準成分表についての記述である。正しいのはどれか。

(1) 初版より10年ごとに改訂されている。

(2) 食品は，20群に分けられ収載されている。

(3) 食品には，7桁の食品番号が付けられている。

(4) 成分値は，廃棄部分も含めた食品100gあたりの数値である。

(5) エネルギーは，「kcal」と「kJ」の両方の値を示してある。

問題24 炭水化物についての記述である。**誤りはどれか。**

(1) でん粉は，グルコースが多数結合した多糖類である。

(2) グリコーゲンは，植物性貯蔵多糖類である。

(3) セルロースは，水に不溶である。

(4) 寒天は，てんぐさなどの海藻から作られる。

(5) ペクチンは，ジャムのゲル化に関与する。

問題25 脂質についての記述である。正しいのはどれか。

(1) 油脂の主成分は，トリアシルグリセロールである。

(2) 魚油は，熱に対して安定で酸化されにくい。

(3) パーム油は，動物性油脂である。

(4) 羊脂をヘットという。

問題26 味の相互作用の現象例と，その効果の組み合わせである。正しいのはどれか。

(1) コーヒーに砂糖を加えると，苦味が弱まる。
———— 変調効果

(2) ぜんざいに少量の食塩を加えると，甘味が強まる。
———— 相乗効果

(3) 酢の物に砂糖を加えると，酸味が弱まる。
———— 対比効果

(4) 濃い食塩水を飲んだ後に水を飲むと，甘く感じる。
———— 抑制効果

(5) だしに少量の食塩を加えると，うま味が強まる。
———— 対比効果

平成30年度（第15回）

問題24 「日本食品標準成分表2015年版（七訂）」についての記述である。正しいのはどれか。
(1) 一般成分とは，水分，たんぱく質，脂質，炭水化物およびビタミンである。
(2) 食物繊維は，ヒトで吸収されない成分と定義されている。
(3) たんぱく質は，アミノ酸組成によるたんぱく質も収載されている。
(4) アルコールのエネルギー換算係数は，6.25kcal/gである。
(5) 食塩相当量の表示単位は，mgである。

問題25 炭水化物についての記述である。正しいのはどれか。
(1) 水あめの主成分は，スクロースである。
(2) はちみつの主成分は，ラクトースである。
(3) セルロースは，枝分かれした分子構造をもつ。
(4) てんぐさには，カラゲナン（カラギーナン）が含まれる。
(5) 牡蠣（かき）には，グリコーゲンが含まれる。

問題26 食品中のビタミンについての記述である。正しいのはどれか。
(1) 納豆には，ビタミンAが多い。
(2) 豚肉には，ビタミンB₁が多い。
(3) 鶏卵には，ビタミンCが多い。
(4) だいこんには，ビタミンDが多い。
(5) たまねぎには，ビタミンKが多い。

問題27 食品の無機質についての記述である。正しいのはどれか。
(1) カルシウムの吸収は，ほうれんそうに含まれるシュウ酸で促進される。
(2) 豆類やいも類には，ナトリウムが多い。
(3) リン酸塩は，食肉加工品の添加物として用いられる。
(4) 食肉や赤身魚肉には，マグネシウムが多い。
(5) 卵黄やバターには，カリウムが多い。

問題28 食品の味とその呈味成分の組み合わせである。正しいのはどれか。
(1) きゅうりの苦味 ——————— フムロン
(2) グレープフルーツの苦味 ——— ククルビタシン
(3) とうがらしの辛味 ——————— ピペリン
(4) しょうがの辛味 ——————— ジンゲロール
(5) こんぶのうま味 ——————— コハク酸

6 食品学各論（食品加工学を含む）

令和4年度（第19回）

問題27 野菜についての記述である。正しいのはどれか。
(1) ごぼうの切り口の褐変は，アミラーゼの作用による。
(2) たけのこの煮汁の白濁は，グルテンによる。
(3) きゅうりの苦味成分は，ナリンギンである。
(4) だいこんの辛味成分は，イソチオシアネート類である。

問題28 穀類およびその加工品についての記述である。正しいのはどれか。
(1) 精白米は，玄米よりもビタミンB₁含量が多い。
(2) 上新粉は，うるち米からつくられる。
(3) 薄力粉は，強力粉よりたんぱく質含量が多い。
(4) 六条大麦は，主にビールの原料に利用される。
(5) とうもろこしの主なたんぱく質は，ホルデインである。

問題29 乳および乳製品についての記述である。**誤りはどれか。**
(1) ロングライフミルク（LL牛乳）は，常温保存が可能である。
(2) 発酵乳は，乳または乳等を，乳酸菌または酵母で発酵させたものである。
(3) バターは，水中油滴型（O/W型）エマルションである。
(4) プロセスチーズは，一般に加熱溶融してつくられる。

問題30 魚介類についての記述である。**誤りはどれか。**
(1) かつお節の主なうま味成分は，コハク酸である。
(2) いわしの油には，n-3系多価不飽和脂肪酸が含まれる。
(3) 海水魚の生臭さの成分は，トリメチルアミンである。
(4) 赤身魚には，一般に白身魚よりも多くのヒスチジンが含まれる。
(5) 魚肉たんぱく質は，食肉と比べて筋基質（肉基質）たんぱく質が少ない。

問題31 食品の保存についての記述である。正しいのはどれか。
(1) CA貯蔵は，高酸素・低二酸化炭素の状態にする保存方法である。
(2) わが国では，じゃがいもの発芽抑制のためにジベレリン処理が行われる。
(3) 酢酸は，微生物の生育を抑制する効果がある。
(4) 燻煙には，食品の保存性を高める作用はない。

問題32 いも類についての記述である。**誤りはどれか。**
(1) じゃがいもに含まれるビタミンCは，熱による損失

が少ない。
- (2) こんにゃくいもの主成分は，ヤラピンである。
- (3) さといも特有の ぬめり は，ガラクタンによる。
- (4) さつまいもは，低温障害を受けやすい。

問題33　栄養機能食品における栄養機能表示の記述例である。正しいのはどれか。
- (1) 鉄は，味覚を正常に保つのに必要な栄養素です。
- (2) ビタミンAは，骨や歯の形成に必要な栄養素です。
- (3) ビタミンDは，正常な血液凝固能を維持する栄養素です。
- (4) 葉酸は，胎児の正常な発育に寄与する栄養素です。

問題34　「食品表示基準」に基づく一般用加工食品の栄養成分表示についての記述である。正しいのはどれか。
- (1) 食塩相当量は，表示が義務づけられている。
- (2) 食物繊維は，表示が義務づけられている。
- (3) 1食分当たりで栄養成分量を表示することは，認められていない。
- (4) 熱量および栄養成分の表示の順番は，決まっていない。

令和3年度（第18回）

問題27　穀類とその加工品についての記述である。正しいのはどれか。
- (1) 精白米は，玄米よりビタミンB$_1$を多く含む。
- (2) 上新粉は，もち米を粉末にしたものである。
- (3) うるち米のでんぷんは，アミロペクチンよりアミロースが多い。
- (4) 小麦粉の等級は，たんぱく質含量で分類される。
- (5) そばには，ルチンが含まれる。

問題28　野菜とその加工品についての記述である。**誤りはどれか**。
- (1) ごぼうは，イヌリンを含んでいる。
- (2) 緑黄色野菜は，β-カロテンの重要な供給源である。
- (3) 野菜中のシュウ酸は，カルシウムの吸収を促進する。
- (4) ぬか漬けのきゅうりは，漬ける前よりビタミンB$_1$含量が多くなる。
- (5) 野菜類には，ナトリウムよりカリウムが多く含まれる。

問題29　食肉とその加工についての記述である。正しいのはどれか。
- (1) 食肉は，熟成により硬直が解除され軟化する。
- (2) 豚肉の熟成期間は，牛肉より長い。
- (3) 食肉の赤色は，主にヘモグロビンによる。
- (4) 亜硫酸塩は，ハムの製造時に発色剤として用いられる。
- (5) ドメスチックソーセージは，ドライソーセージに比べ，保存期間が長い。

問題30　魚介類とその加工品についての記述である。正し

いのはどれか。
- (1) 塩辛の発酵・熟成に，自己消化酵素は関与しない。
- (2) 魚油は，多価不飽和脂肪酸を含まない。
- (3) 鮮度指標であるK値が高いほど，新鮮である。
- (4) 淡水魚の生臭さは，主にトリメチルアミンである。
- (5) 魚肉は畜肉と比べて，肉基質たんぱく質が少ない。

問題31　食用油脂と主要な構成脂肪酸の組み合わせである。正しいのはどれか。
- (1) やし油　————　リノール酸
- (2) 大豆油　————　エイコサペンタエン酸（イコサペンタエン酸）
- (3) オリーブ油　————　オレイン酸
- (4) ごま油　————　ステアリン酸

問題32　発酵・醸造食品と製造に使用する微生物の組み合わせである。**誤りはどれか**。
- (1) ヨーグルト　————　乳酸菌
- (2) ビール　————　こうじかび
- (3) 味噌　————　こうじかび
- (4) 本みりん　————　こうじかび
- (5) 糸引き納豆　————　納豆菌

問題33　食品の加工・保存についての記述である。**誤りはどれか**。
- (1) 燻煙は，煙に含まれる成分により保存性を高める。
- (2) 野菜のMA包装は，野菜の呼吸代謝を抑制して保存性を高める。
- (3) 酢漬けに用いる酢酸は，微生物の増殖を抑制する。
- (4) 水分活性は，食品に砂糖を添加すると上昇する。

問題34　特別用途食品と保健機能食品についての記述である。正しいのはどれか。
- (1) アレルゲン除去食品は，特定保健用食品である。
- (2) 栄養機能食品は，国への届け出が必要である。
- (3) 特別用途食品の表示は，消費者庁長官の許可が必要ない。
- (4) 生鮮食品は，機能性表示食品の対象となる。

令和2年度（第17回）

問題27　果実類についての記述である。正しいのはどれか。
- (1) 渋がきのタンニンは，不溶性から水溶性に変化すると渋味を感じない。
- (2) エチレンは，果実の追熟を阻害する。
- (3) りんごは，核果類である。
- (4) いちごの赤色は，カロテノイド色素である。
- (5) 日本なしには，石細胞が含まれる。

問題28　野菜類についての記述である。正しいのはどれか。
- (1) たまねぎは，根菜類である。
- (2) トマトは，果菜類である。
- (3) たけのこのえぐ味は，ククルビタシンによるものである。

(4)　緑黄色野菜の緑色色素は，水溶性である。

問題29　米とその加工品についての記述である。正しいのはどれか。
(1)　うるち米のでんぷんは，アミロースを20％程度含む。
(2)　アルファ化米のでんぷんは，老化した状態で存在する。
(3)　上新粉は，もち米を粉末にしたものである。
(4)　ビーフンは，もち米を原料として作られる。

問題30　鶏卵についての記述である。**誤りはどれか。**
(1)　脂質の大部分は，卵黄に含まれる。
(2)　卵黄係数は，鮮度低下により低くなる。
(3)　卵殻の色の違いは，栄養価と無関係である。
(4)　卵白たんぱく質には，アルブミンが最も多い。
(5)　卵白には，ビタミンCが多く含まれる。

問題31　乳とその加工品についての記述である。正しいのはどれか。
(1)　ロングライフミルク（LL牛乳）は，低温長時間殺菌法により製造される。
(2)　牛乳には，構成成分として低級脂肪酸（短鎖脂肪酸）が含まれていない。
(3)　牛乳のたんぱく質は，カゼインが最も多い。
(4)　ナチュラルチーズの熟成には，微生物の関与がない。

問題32　魚介類についての記述である。正しいのはどれか。
(1)　ヒスチジンは，赤身魚より白身魚に多く含まれる。
(2)　いか・たこ類は，甲殻類である。
(3)　さけ・ますの筋肉の色は，ミオグロビンによるものである。
(4)　魚類は，背部の方が腹部より脂質含量が多い。
(5)　ビタミン含有量は，一般に内臓や血合肉に多い。

問題33　食品の保存についての記述である。正しいのはどれか。
(1)　殺菌とは，すべての微生物を死滅除去することを意味する。
(2)　低温では，青果物の呼吸量が抑えられる。
(3)　パーシャルフリージングでは，冷凍と比べて，たんぱく質の変性が起こりやすい。
(4)　ＣＡ貯蔵とは，低温で貯蔵庫内の酸素を増やし，鮮度を保持する方法である。
(5)　ガス充填包装は，嫌気性細菌による腐敗防止に有効である。

問題34　食品の表示についての記述である。**誤りはどれか。**
(1)　加工食品の原材料の表示では，使用重量の多い順に表示する。
(2)　生鮮食品には，「名称」と「原産地」の表示が必要である。
(3)　食品の期限表示において，３か月を超える消費期限は年月のみの記載でよい。
(4)　卵，乳，小麦，そば，落花生，かに，えびの７品目

には，アレルギー表示義務がある。

令和元年度（第16回）

問題27　大豆についての記述である。正しいのはどれか。
(1)　主要たんぱく質は，ホルデインである。
(2)　イソフラボンが含まれている。
(3)　たんぱく質分解酵素の働きを促進させる物質が含まれている。
(4)　炭水化物は，ほとんどがでん粉である。
(5)　スタキオースは，乳化剤として利用されている。

問題28　麺類についての記述である。**誤りはどれか。**
(1)　中華麺特有の食感と色合いは，かん水の使用による。
(2)　はるさめは，緑豆から作られる。
(3)　うどんには，デュラム小麦が使用される。
(4)　ビーフンには，米粉が使用される。

問題29　栄養機能食品についての記述である。正しいのはどれか。
(1)　疾病リスク低減表示ができる。
(2)　特定の栄養成分の補給のために利用される食品である。
(3)　国への届出が必要である。
(4)　機能性表示食品の一種である。

問題30　食品表示法に基づき栄養成分表示を行う場合の，各項目の表示順序である。正しいのはどれか。
(1)　熱量 ―― 炭水化物 ―― たんぱく質 ―― 脂質 ―― カルシウム
(2)　熱量 ―― 脂質 ―― たんぱく質 ―― 炭水化物 ―― ナトリウム
(3)　熱量 ―― たんぱく質 ―― 脂質 ―― 糖質 ―― 食物繊維
(4)　熱量 ―― 炭水化物 ―― たんぱく質 ―― 脂質 ―― 飽和脂肪酸
(5)　熱量 ―― たんぱく質 ―― 脂質 ―― 炭水化物 ―― 食塩相当量

問題31　牛乳についての記述である。正しいのはどれか。
(1)　最も多く含まれるたんぱく質は，β-ラクトグロブリンである。
(2)　人乳に比べて，乳糖が多く含まれる。
(3)　ロングライフミルク（LL牛乳）は，常温保存が可能である。
(4)　カルシウム吸収率は，野菜類よりも低い。
(5)　ビタミンCを含まない。

問題32　発酵食品についての記述である。正しいのはどれか。
(1)　みその製造では，酵母を添加する。
(2)　ビールの醸造で，でんぷんの糖化にはカビを用いる。
(3)　塩納豆は，蒸した大豆に納豆菌を接菌して作る。
(4)　みりん風調味料は，アルコール含量１％未満である。

(5) りんご酢は，合成酢に分類される。

（※不適切な問題であり，解なし。別冊解答参照）

問題33 たんぱく質の変性をともなう加工食品と，その変性要因の組み合わせである。**誤りはどれか。**
(1) チーズ ——————— 酵素
(2) 凍り豆腐 ——————— 凍結
(3) ゆば ——————— 加熱
(4) ゆでたまご ——— 加熱
(5) ピータン ——————— 酵素

問題34 卵についての記述である。**誤りはどれか。**
(1) 卵殻の表面に存在するクチクラは，洗卵で失われる。
(2) 鮮度が低下すると，濃厚卵白が減少する。
(3) 卵白の主要たんぱく質は，オボムコイドである。
(4) 卵黄の主要たんぱく質は，リポたんぱく質である。
(5) 卵黄の黄色は，カロテノイド色素による。

平成30年度（第15回）

問題29 果実類についての記述である。正しいのはどれか。
(1) かきの渋みは，不溶性のタンニンによる。
(2) 果実類は，冷やして食べると甘味が減る。
(3) 赤ぶどうの色素成分は，アントシアニン類である。
(4) オレンジの酸味は，遊離アミノ酸による。
(5) りんごの皮をむいたときの褐変は，アミノカルボニル反応による。

問題30 穀類の加工品についての記述である。正しいのはどれか。
(1) 無洗米とは，七分つき米のことである。
(2) デュラム小麦のセモリナ粉は，パスタの原料となる。
(3) もち米のでん粉は，アミロース100％である。
(4) そば粉のたんぱく質は，グルテンを形成する。
(5) 薄力粉は，硬質小麦を原料として作られる。

問題31 野菜の分類と食品の組み合わせである。正しいのはどれか。
(1) 葉菜類 —— キャベツ，こまつな，ほうれんそう
(2) 根菜類 —— ブロッコリー，カリフラワー，みょうが
(3) 果菜類 —— ごぼう，にんじん，だいこん
(4) 茎菜類 —— きゅうり，トマト，かぼちゃ
(5) 花菜類 —— アスパラガス，うど，たけのこ

問題32 食肉とその加工品についての記述である。正しいのはどれか。
(1) コラーゲンは，筋原線維たんぱく質である。
(2) 亜硫酸塩は，ハムやソーセージの発色剤として使用される。
(3) ミオグロビンは，食肉のうま味成分である。
(4) と殺後，筋肉のpHは上昇する。
(5) ベーコンには，ぶたのばら肉が使われる。

問題33 卵とその加工品についての記述である。正しいのはどれか。
(1) 卵白には，脂質が含まれている。
(2) 卵黄の主成分は，たんぱく質である。
(3) 卵白たんぱく質の主成分は，オボグロブリンである。
(4) ピータンは，卵を食酢に漬けて作られる。
(5) 卵黄係数は，卵の貯蔵により低下する。

問題34 魚介類についての記述である。正しいのはどれか。
(1) 魚の脂質含量は，産卵直後が多い。
(2) 魚の脂質には，リノレン酸が多い。
(3) 白身魚には，血合い肉が多い。
(4) 魚肉が畜肉に比べて軟らかいのは，肉基質たんぱく質が少ないからである。
(5) 回遊魚の脂質含量は，季節変動が小さい。

問題35 食用油脂についての記述である。正しいのはどれか。
(1) ヘット（牛脂）は，ラード（豚脂）より口どけがよい。
(2) 植物性油脂には，エイコサペンタエン酸が多い。
(3) とうもろこし油は，とうもろこしの胚芽部分から採取される。
(4) 大豆油には，リノール酸やオレイン酸が少ない。
(5) 硬化油は，バターの原料となる。

問題36 「栄養機能食品」としての機能表示である。正しいのはどれか。
(1) ビタミンAは，赤血球の形成を助ける栄養素です。
(2) ビタミンB$_1$は，たんぱく質からのエネルギーの産生と皮膚や粘膜の健康維持を助ける栄養素です。
(3) ビタミンCは，腸管でのカルシウムの吸収を促進し，骨の形成を助ける栄養素です。
(4) ビタミンDは，抗酸化作用により，体内の脂質を酸化から守り，細胞の健康維持を助ける栄養素です。
(5) ビタミンKは，正常な血液凝固能を維持する栄養素です。

7 食品衛生学

問題35 食品添加物についての記述である。**誤りはどれか**。
(1) 食品添加物は，「食品衛生法」に定義されている。
(2) 天然香料は，食品添加物に含まれる。
(3) 指定添加物は，内閣総理大臣が指定する。
(4) 安全性の評価は，食品安全委員会が行う。
(5) 1日摂取許容量（ADI）は，無毒性量に1/100を乗じて求める。

問題36 食中毒の病因物質についての記述である。正しいのはどれか。
(1) ノロウイルスは，60℃，30分間の加熱で不活化する。
(2) エルシニアは，4℃以下でも増殖する低温性菌である。
(3) 黄色ブドウ球菌は，芽胞をつくる。
(4) ボツリヌス菌は，増殖に酸素が必要な好気性菌である。

問題37 化学性食中毒についての記述である。正しいのはどれか。
(1) ダイオキシン類は，糖質の多い食品に蓄積しやすい。
(2) わが国では，食品中の抗生物質の残留基準は設定されていない。
(3) わが国には，カドミウムの成分規格が定められた食品はない。
(4) 水俣病は，無機水銀が原因である。
(5) 鉛は，微量でも蓄積性がある。

問題38 寄生虫・原虫とその関連食品の組み合わせである。正しいのはどれか。
(1) トキソプラズマ ――――― 淡水魚
(2) クリプトスポリジウム ――― 淡水魚
(3) 肝吸虫 ――――――――― 海水魚
(4) クドア ―――――――――― 野菜類
(5) アニサキス ――――――― 海水魚

問題39 アレルギー表示が義務付けられている食品である。正しいのはどれか。
(1) 落花生
(2) 大豆
(3) あわび
(4) りんご
(5) ごま

問題35 食品添加物の表示についての記述である。正しいのはどれか。
(1) 食品衛生法により表示が義務づけられている。

(2) 甘味料は，一括名表示が認められている。
(3) 香料は，物質名に用途名を併記しなければならない。
(4) キャリーオーバーは，表示が免除される。

問題36 細菌性食中毒と主な原因食品の組み合わせである。正しいのはどれか。
(1) カンピロバクター食中毒 ――――― 鶏肉
(2) ウエルシュ菌食中毒 ――――――― 淡水魚
(3) 腸炎ビブリオ食中毒 ――――――― 食肉
(4) 腸管出血性大腸菌食中毒 ――――― 海産魚
(5) サルモネラ食中毒 ―――――――― 乳製品

問題37 自然毒と原因食品の組み合わせである。正しいのはどれか。
(1) アミグダリン ――――― じゃがいも
(2) ソラニン ――――――― 青ウメ
(3) イルジンS ―――――― ツキヨタケ
(4) シガトキシン ――――― ふぐ

問題38 食品添加物についての記述である。**誤りはどれか**。
(1) 指定添加物は，厚生労働大臣が指定する。
(2) 一日摂取許容量（ADI）は，無毒性量に1/10を乗じて求める。
(3) 安全性の評価は，動物実験により行われる。
(4) 変異原性は，発がん性と密接に関わっている。
(5) 名称の長い物質名は，簡略名での表示も認められている。

問題39 わが国における遺伝子組換え食品についての記述である。**誤りはどれか**。
(1) 遺伝子組換えとうもろこしを用いて作られたコーン油には，表示義務がない。
(2) 食品添加物には，遺伝子組換えで作られたものがある。
(3) 分別生産流通管理された非遺伝子組換え食品には，表示の義務がある。
(4) 安全性審査の手続きを経たものに，パパイアが含まれる。

問題35 「食品衛生法」についての記述である。正しいのはどれか。
(1) 飲食に起因する衛生上の危害の発生を防止し，国民の健康の保護を図ることを目的としている。
(2) 食品には，医薬部外品も含まれる。
(3) 容器包装は，規制の対象とはならない。
(4) 添加物は，規制の対象とはならない。
(5) 食中毒患者を診断した医師は，厚生労働大臣に届け出なければならない。

問題36 微生物による食中毒の特徴についての記述である。正しいのはどれか。
(1) 腸炎ビブリオは，芽胞を作る。
(2) 黄色ブドウ球菌は，耐熱性の毒素を生成する。
(3) ノロウイルスは，食品中で増殖する。
(4) カンピロバクターは，嫌気性の細菌である。

問題37 食品の変質についての記述である。正しいのはどれか。
(1) 魚肉の鮮度が低下すると，アミンやアンモニアが生成される。
(2) 油脂の酸化は，成分中の飽和脂肪酸の酸化により起こる。
(3) K値が大きいほど，鮮度は良好である。
(4) アレルギー様食中毒の原因物質ヒスタミンは，グルタミンから生成される。
(5) ケン化価は，油脂の酸化を示す指標である。

問題38 食品添加物の種類とその使用目的についての組み合わせである。**誤り**はどれか。
(1) 酸化防止剤 ─── 空気中の酸素による食品の品質低下の防止
(2) 発色剤 ─── 食品中の色素や褐変物質などの脱色
(3) 甘味料 ─── 食品に甘味をつける
(4) 着色料 ─── 食品に好ましい色調を与える

問題39 食品中の汚染物質についての記述である。正しいのはどれか。
(1) ダイオキシン類は，農産物に蓄積しやすい。
(2) デオキシニバレノールは，りんごを汚染するカビ毒である。
(3) ストロンチウム90は，甲状腺に蓄積しやすい。
(4) メチル水銀の毒性は，中枢神経系に現れる。
(5) アフラトキシンは，調理加熱で分解されやすい。

令和元年度（第16回）

問題35 細菌性食中毒についての記述である。**誤り**はどれか。
(1) 黄色ブドウ球菌は，増殖の過程でベロトキシンを産生する。
(2) ウェルシュ菌食中毒は，加熱調理食品で起こりやすい。
(3) カンピロバクター食中毒は，潜伏期間が比較的長い。
(4) ボツリヌス菌は，はちみつから検出されることがある。
(5) 腸炎ビブリオ食中毒は，夏期に起こりやすい。

問題36 寄生虫による食中毒についての記述である。正しいのはどれか。
(1) アニサキスによる食中毒は，成虫により起こる。
(2) 冷凍処理は，寄生虫による食中毒の予防に無効である。
(3) 加熱処理は，寄生虫による食中毒の予防に無効である。
(4) クドアによる食中毒は，ヒラメの生食により発症する恐れがある。
(5) わが国の魚介類を介する寄生虫による食中毒の発生は，諸外国に比べて少ない。

問題37 食品衛生法による食品添加物の分類である。**誤り**はどれか。
(1) 指定添加物
(2) 天然添加物
(3) 既存添加物
(4) 天然香料
(5) 一般飲食物添加物

問題38 日本で安全性が確認された遺伝子組換え食品である。**誤り**はどれか。
(1) 大豆
(2) とうもろこし
(3) マンゴー
(4) なたね

問題39 食品中の有害物質についての記述である。正しいのはどれか。
(1) アクリルアミドは，肉類を高温調理すると生成する。
(2) 無機水銀は，有機水銀より毒性が強い。
(3) ヒ素は，イタイイタイ病の原因物質である。
(4) アフラトキシンは，二枚貝が産生する。
(5) ストロンチウムは，骨に蓄積しやすい。

平成30年度（第15回）

問題37 アレルギー表示が義務付けられている食品である。正しいのはどれか。
(1) りんご
(2) だいず
(3) あわび
(4) そば
(5) カシューナッツ

問題38 植物性自然毒についての記述である。正しいのはどれか。
(1) じゃがいもによる食中毒は，青酸配糖体によって起こる。
(2) キャッサバの有毒成分は，アコニチンである。
(3) 光過敏症の病因物質は，フェオホルバイドである。
(4) トリカブトの有毒成分は，アミグダリンである。
(5) 青梅の有毒成分は，クロロフィルである。

問題39 細菌性食中毒と原因食品の組み合わせである。正しいのはどれか。
(1) サルモネラ属菌食中毒 ─── シーフードカレー
(2) ぶどう球菌食中毒 ─── にぎりめし
(3) カンピロバクター食中毒 ─── 魚介類
(4) ウェルシュ菌食中毒 ─── 果物
(5) 腸炎ビブリオ食中毒 ─── ハンバーグ

問題40　食品添加物の表示についての記述である。正しいのはどれか。
(1)　添加物は，簡略名で表示してはならない。
(2)　膨張剤は，用途名併記による表示が必要である。
(3)　着色料は，一括名表示でよい。
(4)　加工助剤は，表示が免除される。
(5)　ばら売り食品に，添加物の使用は認められていない。

⑧ 栄養学総論

令和4年度（第19回）

問題40　炭水化物の栄養についての記述である。正しいのはどれか。
(1)　空腹時には，膵臓からインスリン分泌が亢進する。
(2)　糖質の摂取量が多いと，ビタミンAの必要量が増す。
(3)　グルコースは，アミノ酸から産生されない。
(4)　1gあたりのエネルギー量は，糖質が脂質より大きい。
(5)　肝臓のグリコーゲンは，グルコースとなって血中に放出される。

問題41　脂質の栄養についての記述である。正しいのはどれか。
(1)　食後は，血中のトリグリセリド濃度が低下する。
(2)　リノール酸は，必須脂肪酸である。
(3)　α-リノレン酸は，パルミチン酸から生成される。
(4)　脂肪酸は，生体内でグルコースに変換される。

問題42　たんぱく質・アミノ酸の栄養についての記述である。正しいのはどれか。
(1)　たんぱく質の栄養価は，含有する窒素の量で決められる。
(2)　たんぱく質の消化は，胃内で完了する。
(3)　たんぱく質摂取量の不足が続くと，窒素出納は負になる。
(4)　たんぱく質の生物価は，化学的評価法の一つである。

問題43　ビタミンの栄養についての記述である。正しいのはどれか。
(1)　ナイアシンは，一部が体内でトリプトファンから生成される。
(2)　脚気は，ビタミンAの欠乏症である。
(3)　溶血性貧血は，ビタミンKの過剰症である。
(4)　ビタミンDは，カルシウムの吸収を阻害する。
(5)　β-カロテンは，レチノール活性当量には含まれない。

問題44　ビタミン・ミネラルとその欠乏症の組み合わせである。正しいのはどれか。
(1)　ビタミンB_1 ―― 唇炎，舌炎
(2)　ビタミンD ―――― ペラグラ
(3)　セレン ――――― 克山病
(4)　鉄 ―――――― 巨赤芽球性貧血

問題45　ミネラルについての記述である。正しいのはどれか。
(1)　マグネシウムは，人体で最も多いミネラルである。
(2)　ナトリウムは，細胞内液の主な陽イオンである。
(3)　銅は，ヘモグロビンの構成元素である。
(4)　ヨウ素は，甲状腺ホルモン（チロキシン）の構成元素である。
(5)　カルシウムの99%は，血液中に存在する。

令和3年度（第18回）

問題40　消化・吸収についての記述である。正しいのはどれか。
(1)　膵液は，三大栄養素すべての消化酵素を含む。
(2)　α-アミラーゼは，膜消化酵素である。
(3)　マルターゼは，管腔内消化酵素である。
(4)　ペプシンは，活性型として分泌される。
(5)　胆汁には，消化酵素が含まれている。

問題41　糖質の栄養についての記述である。正しいのはどれか。
(1)　食後は，グルカゴン分泌が促進される。
(2)　脂肪酸は，グルコースの合成材料になる。
(3)　組織重量当たりのグリコーゲン量は，肝臓より筋肉のほうが多い。
(4)　食後には，肝臓のグリコーゲンの合成が亢進する。
(5)　糖質摂取量の増加は，ビタミンB_1必要量を減少させる。

問題42　脂質の栄養についての記述である。**誤り**はどれか。
(1)　トリグリセリド（トリアシルグリセロール）は，単純脂質である。
(2)　α-リノレン酸は，n-3系脂肪酸である。
(3)　吸収された中鎖脂肪酸は，リンパ管経由で血管内に入る。
(4)　HDLは，肝外組織のコレステロールを肝臓へ輸送する。
(5)　VLDLは，肝臓で合成される。

問題43　たんぱく質とアミノ酸の栄養についての記述である。正しいのはどれか。
(1)　たんぱく質の生物価とアミノ酸価は，同一である。
(2)　たんぱく質の栄養価は，含有するアミノ酸の総量で決められる。

（3）　窒素出納は，たんぱく質の摂取不足によって正になる。

（4）　たんぱく質の栄養価は，摂取する食品の組み合わせでは変化しない。

（5）　不可欠（必須）アミノ酸の必要量は，アミノ酸の種類によって異なる。

問題44　ビタミンについての記述である。正しいのはどれか。

（1）　ビタミンB₁は，欠乏するとペラグラになる。

（2）　ビタミンEは，欠乏すると血液の凝固が起こりにくくなる。

（3）　ビタミンAの過剰摂取は，夜盲症を生じる。

（4）　ナイアシンは，体内において身体に必要な一部がトリプトファンから合成される。

（5）　ビタミンB₂は，欠乏すると壊血病を引き起こす。

問題45　ミネラルについての記述である。正しいのはどれか。

（1）　体内総鉄量の約30％は，赤血球中に存在する。

（2）　カルシウムの吸収率は，年齢による影響を受ける。

（3）　ヨウ素は，肝臓に多く含まれる。

（4）　銅の欠乏症は，味覚異常である。

（5）　マグネシウムは，微量元素に分類される。

令和2年度（第17回）

問題40　栄養素の過不足と疾患リスクの組み合わせである。**誤りはどれか。**

（1）　ビタミンCの不足 ——— 壊血病

（2）　たんぱく質の過剰 ——— クワシオルコル

（3）　葉酸の不足 ——— 巨赤芽球性貧血

（4）　ナトリウムの過剰 ——— 高血圧症

（5）　亜鉛の不足 ——— 味覚障害

問題41　たんぱく質・アミノ酸についての記述である。正しいのはどれか。

（1）　分枝アミノ酸（バリン，ロイシン，イソロイシン）を代謝する主要な臓器は肝臓である。

（2）　エネルギー摂取量が多くなると，体たんぱく質の分解が促進される。

（3）　食後には，体たんぱく質の合成が促進される。

（4）　消化管から吸収されたアミノ酸は，体たんぱく質の合成に利用されない。

（5）　たんぱく質の摂取不足時では，窒素出納は正（プラス）を示す。

問題42　消化・吸収についての記述である。正しいのはどれか。

（1）　鉄の吸収は，体内の貯蔵鉄量に影響される。

（2）　コレステロールの吸収は，胆汁酸を必要としない。

（3）　たんぱく質の消化は，小腸から始まる。

（4）　脂溶性ビタミンの吸収は，脂質の多い食事で減少する。

（5）　脂質の消化酵素は，腸液に含まれる。

問題43　炭水化物の栄養についての記述である。正しいのはどれか。

（1）　グルコースは，脂肪酸に変換されない。

（2）　筋肉のグリコーゲンは，血糖値の維持に利用される。

（3）　血糖値が低下すると，グルカゴン分泌が抑制される。

（4）　血中の乳酸は，肝臓でグルコースに変換される。

問題44　脂質の栄養についての記述である。正しいのはどれか。

（1）　キロミクロンは，肝臓から脂質を運搬する。

（2）　コレステロールは，エネルギー源として利用される。

（3）　食後は，ホルモン感受性リパーゼの活性が高まる。

（4）　中鎖脂肪酸は，リンパ管経由で血液に入る。

（5）　インスリンは，脂肪合成を促進する。

問題45　エネルギー代謝についての記述である。正しいのはどれか。

（1）　安静時代謝量は，基礎代謝量よりも小さい。

（2）　体重あたりの基礎代謝量は，体脂肪率に比例して増加する。

（3）　基礎代謝量は，甲状腺機能の亢進により増加する。

（4）　食事誘発性熱産生は，エネルギー産生栄養素の中で脂質が最も高い。

（5）　糖質の呼吸商は，脂質の呼吸商より小さい。

令和元年度（第16回）

問題40　たんぱく質とアミノ酸についての記述である。正しいのはどれか。

（1）　アミノ酸価は，たんぱく質の生物学的評価法の一つである。

（2）　たんぱく質効率は，エネルギー不足により高くなる。

（3）　精白米の第一制限アミノ酸は，フェニルアラニンである。

（4）　トリプトファンは，ナイアシンに変換される。

（5）　消化管から吸収されたアミノ酸は，体内のアミノ酸プールに入らない。

問題41　ビタミンとその欠乏症についての組み合せである。**誤りはどれか。**

（1）　ビタミンA ——— 夜盲症

（2）　ビタミンE ——— 溶血性貧血

（3）　ビタミンK ——— 血液凝固遅延

（4）　ビタミンB₁ ——— 脚気

（5）　ナイアシン ——— 巨赤芽球性貧血

問題42　消化・吸収の機構についての記述である。正しいのはどれか。

（1）　でんぷんの消化は，胃内から始まる。

（2）　フルクトースは，グルコースよりも吸収が速い。

（3）　たんぱく質は，胃内消化により，ほとんどアミノ酸にまで分解される。

（4）　トリアシルグリセロールは，大部分がジアシルグリセロールの形で吸収される。

（5）　ビタミンB_{12}の吸収には，胃液に含まれる内因子が必要である。

問題43　炭水化物の栄養についての記述である。正しいのはどれか。

（1）　筋肉のグリコーゲンは，グルコースとなって血中に放出される。

（2）　インスリンは，血中グルコースの筋肉への取り込みを抑制する。

（3）　空腹時には，脂肪酸からグルコースが合成される。

（4）　ビタミンB_1は，糖質の摂取量が多いと必要量が増す。

（5）　食後には，アラニンからグルコース産生が行われる。

問題44　脂質の栄養についての記述である。正しいのはどれか。

（1）　血中のキロミクロン濃度は，食後低下する。

（2）　コレステロールは，エネルギー源として利用される。

（3）　中鎖脂肪酸は，長鎖脂肪酸に比べて吸収が遅い。

（4）　骨格筋は，ケトン体をエネルギー源として利用できる。

（5）　リノール酸は，α-リノレン酸から生成される。

問題45　ミネラルの栄養についての記述である。正しいのはどれか。

（1）　カルシウム吸収は，ビタミンKによって促進される。

（2）　副甲状腺ホルモン（PTH）は，血中カルシウム濃度が低下すると分泌が抑制される。

（3）　非ヘム鉄は，ヘム鉄よりも腸からの吸収が良い。

（4）　鉄は，体内で再利用されない。

（5）　ヨウ素は，甲状腺ホルモンに含まれている。

■ 平成30年度（第15回）

問題41　消化・吸収についての記述である。正しいのはどれか。

（1）　唾液には，たんぱく質消化酵素が含まれている。

（2）　胃内でのたんぱく質消化は，トリプシンにより行われる。

（3）　トリアシルグリセロールは，アミラーゼにより分解

される。

（4）　糖質は，二糖類として吸収される。

（5）　水溶性ビタミンは，門脈から肝臓を経て全身に運ばれる。

問題42　たんぱく質とアミノ酸についての記述である。正しいのはどれか。

（1）　たんぱく質の利用効率は，エネルギー摂取量の影響を受けない。

（2）　米と大豆を同時に摂取すると，アミノ酸価が高くなる。

（3）　たんぱく質の栄養価は，含有するアミノ酸の総量で決められる。

（4）　生物価は，たんぱく質の化学的評価法の一つである。

（5）　アミノ酸価は，窒素出納を基にして算出される。

問題43　脂質の代謝についての記述である。正しいのはどれか。

（1）　食後の血中のキロミクロン（カイロミクロン）濃度は，変化しない。

（2）　骨格筋は，ケトン体をエネルギー源として利用できる。

（3）　パルミチン酸は，エイコサノイドの合成材料である。

（4）　胆汁酸は，再利用されない。

（5）　ビタミンKは，コレステロールの中間代謝物から生成される。

問題44　ビタミンについての記述である。**誤りはどれか。**

（1）　βカロテンは，プロビタミンAと呼ばれる。

（2）　ビタミンEの欠乏症に，悪性貧血がある。

（3）　ビタミンDの過剰症に，高カルシウム血症がある。

（4）　ビタミンB_6は，アミノ酸代謝にかかわっている。

（5）　ビタミンB_{12}は，コバルトをもつ赤色化合物である。

問題45　無機質の栄養についての記述である。正しいのはどれか。

（1）　カルシウムの吸収率は，他の食品成分の影響を受けない。

（2）　ヘモグロビンの鉄は，体内で再利用されない。

（3）　カリウムは，細胞外液に多く含まれる。

（4）　リンは，ATPの構成成分である。

（5）　克山病は，ヨウ素の欠乏症である。

❾ 栄養学各論（応用栄養学）

問題46　「日本人の食事摂取基準（2020年版）」についての記述である。正しいのはどれか。
(1)　社会的背景として，少子化を踏まえて策定されている。
(2)　エネルギー収支バランスの維持を示す指標として，身長が採用されている。
(3)　耐容上限量は，いわゆる健康食品やサプリメント由来のエネルギーと栄養素も摂取源に含まれる。
(4)　高齢者の年齢区分は，60歳以上である。

問題47　妊娠期についての記述である。**誤りはどれか**。
(1)　「日本人の食事摂取基準（2020年版）」では，カルシウムの付加量はない。
(2)　推奨体重増加量は，妊娠前の体格によって異なる。
(3)　妊娠糖尿病では，分割食にして食後の血糖値上昇を予防するとよい。
(4)　妊娠高血圧症候群では，食塩摂取量を3g未満に制限する。

問題48　新生児期・乳児期の成長・発達についての記述である。正しいのはどれか。
(1)　低出生体重児とは，出生体重が3,000g未満をいう。
(2)　体重は，1歳で出生時の約1.5倍となる。
(3)　新生児・乳児は，成人に比べ体重あたりの体表面積が小さい。
(4)　乳児期の肥満度の判定には，カウプ指数が用いられる。

問題49　「授乳・離乳の支援ガイド（2019年改定版）」についての記述である。正しいのはどれか。
(1)　卵黄は，生後3～4か月頃から与える。
(2)　生後7～8か月頃は，食事を1日3回与える。
(3)　離乳の完了は，生後12～18か月頃である。
(4)　フォローアップミルクは，育児用ミルクの代替品となる。
(5)　手づかみ食べは，不衛生なので推奨されない。

問題50　成長期についての記述である。正しいのはどれか。
(1)　貧血の多くは，溶血性貧血である。
(2)　乳歯は，3歳頃までに20本生え揃う。
(3)　各器官の発育速度は，一律である。
(4)　男子は，女子よりおよそ2年早く第二発育急進期に入る。
(5)　小児の肥満は，成人肥満に移行しない。

問題51　高齢者の生理的特徴についての記述である。正しいのはどれか。
(1)　骨形成能は，低下する。

(2)　身体機能の個人差は，小さい。
(3)　消化酵素の活性は，高まる。
(4)　口渇感は，敏感になる。
(5)　体重1kg当たりのたんぱく質必要量は，成人期より減少する。

問題46　妊娠期についての記述である。**誤りはどれか**。
(1)　増大した子宮の圧迫により，便秘になりやすい。
(2)　血液凝固能は，低下する。
(3)　「主食」を中心に，エネルギーをしっかりとる。
(4)　喫煙，受動喫煙は胎児の発育に影響する。

問題47　母乳についての記述である。**誤りはどれか**。
(1)　成乳に含まれるたんぱく質は，牛乳より少ない。
(2)　乳汁分泌は，吸啜刺激によって促進される。
(3)　初乳には，感染防御因子が含まれている。
(4)　母親の食事内容は，母乳の成分に影響しない。
(5)　成乳に含まれる脂質は，初乳より多い。

問題48　新生児期，乳児期についての記述である。**誤りはどれか**。
(1)　母乳は，母乳性黄疸と診断されたら，直ちに授乳を中断する。
(2)　ビタミンDの欠乏により，くる病のリスクが高くなる。
(3)　新生児は，ビタミンK欠乏に陥りやすい。
(4)　貧血は，離乳期に好発する。
(5)　急性下痢症の原因は，ウイルス性が多い。

問題49　思春期の女子についての記述である。正しいのはどれか。
(1)　皮下脂肪が減少し，丸みを帯びた体型になる。
(2)　急激な体重の減少は，月経異常の原因とはならない。
(3)　第二発育急進期（思春期スパート）は，男子より遅い。
(4)　貧血の多くは，巨赤芽球性貧血である。
(5)　摂食障害は，心身症の代表的な疾患の1つである。

問題50　更年期についての記述である。正しいのはどれか。
(1)　エストロゲンの分泌は，増加する。
(2)　血清HDL-コレステロール値は，増加する。
(3)　更年期障害の症状に，のぼせ感や発汗がある。
(4)　骨吸収は，抑制される。
(5)　更年期障害は，男性にはみられない。

問題51　高齢期についての記述である。正しいのはどれか。
(1)　低音域の音は，高音域の音より聞き取りにくくなる。
(2)　塩味の閾値は，上昇する。

(3) 嚥下障害は，食事摂取量に影響しない。
(4) 肺活量は，増加する。

(5) サルコペニアの予防として，たんぱく質の摂取は減らす。

令和2年度（第17回）

問題46 「日本人の食事摂取基準（2020年版）」についての記述である。**誤りはどれか。**
(1) 健康増進法に基づいて，エネルギーと栄養素の摂取量の基準を示している。
(2) 習慣的な摂取量の基準を「1日当たり」で示している。
(3) 生活習慣病の発症予防を目的として，目安量を設定している。
(4) 参照体位は，日本人の平均的な体位を示している。

問題47 成長・発達についての記述である。正しいのはどれか。
(1) 運動機能は，微細運動から粗大運動へと発達する。
(2) 咀しゃく機能は，1歳頃に完成する。
(3) 身長が出生時の約2倍になるのは，2歳頃である。
(4) 体重が出生時の約3倍になるのは，1歳頃である。
(5) 脳の重量が成人の約90％になるのは，3歳頃である。

問題48 食事調査法とその長所についての組み合わせである。正しいのはどれか。
(1) 食事記録法 ──────── 対象者の記憶に依存しない
(2) 24時間思い出し法 ── 対象者の記憶に依存しない
(3) 陰膳法 ──────── 手間がかからず費用が安い
(4) 食物摂取頻度法 ── 対象者の記憶に依存しない

問題49 妊娠期についての記述である。正しいのはどれか。
(1) インスリン抵抗性は，高まる。
(2) 循環血液量は，減少する。
(3) 血漿フィブリノーゲンは，減少する。
(4) 血中脂質濃度は，減少する。
(5) 臍帯動脈は，胎児に酸素や栄養を運搬する。

問題50 「授乳・離乳の支援ガイド（2019年改訂版）」についての記述である。正しいのはどれか。
(1) 離乳開始前に果汁を与え，離乳の準備を行う。
(2) 卵は，卵白から全卵へ進めていく。
(3) 母乳または育児用ミルクは，離乳食の摂取後に与える。
(4) 母乳または育児用ミルクは，離乳の完了期には与えない。
(5) 手づかみ食べは，不衛生であるため推奨されない。

問題51 高齢期についての記述である。**誤りはどれか。**
(1) 免疫機能は，加齢とともに低下する。
(2) 食物摂取量の減少は，水分摂取量を減少させ，脱水の原因になる。
(3) 血清アルブミン値は，低栄養の指標に用いられる。
(4) フレイルの予防では，身体活動と栄養ケアが重要である。

令和元年度（第16回）

問題46 個人の食事改善を目的として，「日本人の食事摂取基準（2015年版）」を用いる場合についての記述である。正しいのはどれか。
(1) 栄養素の摂取不足の評価には，目標量を用いる。
(2) 栄養素の過剰摂取の評価には，目安量を用いる。
(3) エネルギー摂取の過不足の評価には，BMI又は体重変化量を用いる。
(4) 生活習慣病の予防を目的とした評価には，耐容上限量を用いる。

問題47 母乳成分についての記述である。正しいのはどれか。
(1) 初乳は，成乳に比べて粘性は低い。
(2) 初乳には，IgAなどの感染防御因子が含まれている。
(3) 初乳とは，分娩後1か月以降に分泌される乳汁をいう。
(4) 成乳中のたんぱく質含量は，牛乳の約3倍である。
(5) 乳糖は，成乳より初乳に多く含まれている。

問題48 「授乳・離乳の支援ガイド」についての記述である。**誤りはどれか。**
(1) 離乳の開始時期は，5〜6か月頃である。
(2) 離乳中期は，離乳食を1日2回与える。
(3) 離乳後期の調理形態は，歯ぐきでつぶせる固さである。
(4) はちみつは，1歳を過ぎるまでは与えない。
(5) 離乳の完了とは，母乳又は育児用ミルクを飲んでいない状態を意味する。

問題49 幼児期についての記述である。正しいのはどれか。
(1) 幼児期の肥満の多くは，二次性肥満である。
(2) 幼児の栄養状態の判定には，ローレル指数を用いる。
(3) 4歳頃の体重は，出生時の約3倍になる。
(4) クワシオルコルでは，浮腫の症状が現れる。
(5) 永久歯は，3歳頃から生える。

問題50 学童期についての記述である。**誤りはどれか。**
(1) 学校保健統計調査では，肥満度が20％以上の者を肥満傾向児としている。
(2) 「日本人の食事摂取基準（2015年版）」では，食物繊維に目標量が策定されている。
(3) 学校保健統計調査では，むし歯の者の割合は減少傾向である。
(4) 「学校給食摂取基準」では，エネルギーは1日の必要量の3分の1を基準値としている。
(5) メタボリックシンドロームの診断基準は，成人の基準を適用する。

問題51 高齢期についての記述である。正しいのはどれか。

(1) 唾液分泌量は，成人期から変化しない。
(2) 味蕾の総数は，成人期から変化しない。
(3) 口渇感を自覚しやすい。
(4) 甘味の閾値は，加齢とともに低下する。
(5) 嚥下反射機能は，低下する。

平成30年度（第15回）

問題46 妊娠期についての記述である。**誤りはどれか。**
(1) 基礎代謝は低下する。
(2) 悪阻は，つわりが悪化し臓器の障害等を引き起こす病的状態である。
(3) 非妊娠時からの肥満は，妊娠糖尿病のリスクを高める。
(4) 非妊娠時の低体重は，低出生体重児分娩のリスクを高める。
(5) 妊娠中の貧血の多くは，鉄欠乏性貧血である。

問題47 乳児期についての記述である。正しいのはどれか。
(1) 肥満判定は，ローレル指数を用いる。
(2) 母乳性黄疸が出現したら，直ちに母乳による授乳を中止する。
(3) 母乳栄養児の便は，アルカリ性である。
(4) 育児用ミルクは，月齢により調乳濃度を変える必要がある。
(5) 離乳食を始める前は，唾液アミラーゼの酵素活性が低い。

問題48 「授乳・離乳の支援ガイド」についての記述である。正しいのはどれか。
(1) 離乳の開始とは，果汁を初めて与えたときをいう。
(2) 離乳食は，離乳開始後1ヶ月を過ぎた頃から1日3回にしていく。
(3) はちみつは，満1歳までは使わない。
(4) 離乳の完了の時期は，3歳頃である。
(5) 生後5〜6ヶ月児の調理形態は，歯ぐきでつぶせる固さである。

問題49 更年期についての記述である。正しいのはどれか。
(1) エストロゲンの分泌は，閉経後に増加する。
(2) 骨量は，閉経後に増加する。
(3) 骨粗鬆症の発症率は，男性の方が女性よりも高い。
(4) 更年期障害の症状に，のぼせ感や憂うつがある。
(5) 男性には，更年期障害はみられない。

問題50 高齢期についての記述である。**誤りはどれか。**
(1) 腸の蠕動運動は，低下する。
(2) サルコペニアは，ロコモティブシンドロームの原因となる。
(3) 塩味の閾値は，低下する。
(4) 骨密度の低下は，骨粗鬆症の大きなリスクになる。
(5) 誤嚥は，食物や唾液が気管に入ることである。

10 臨床栄養学概論

問題52 糖尿病の栄養食事療法についての記述である。正しいのはどれか。
(1) 血糖コントロールの目標は，HbA1cを5.0％未満とする。
(2) 「糖尿病食事療法のための食品交換表」の1単位は，80kcalである。
(3) 炭水化物は，指示エネルギーの50％未満とする。
(4) たんぱく質は，指示エネルギーの25％以上とする。
(5) 食物繊維の摂取量を制限する。

問題53 脂質異常症の栄養食事療法についての記述である。正しいのはどれか。
(1) 脂肪エネルギー比率は，30％以上とする。
(2) コレステロール摂取量は，500mg／日未満とする。
(3) 飽和脂肪酸の摂取量を増やす。
(4) 食物繊維の摂取量を増やす。
(5) 果糖を含む加工品の摂取量を増やす。

問題54 消化器系疾患の栄養食事療法についての記述である。正しいのはどれか。
(1) 胃・十二指腸潰瘍では，香辛料を積極的に使用する。
(2) クローン病の寛解期では，高脂肪食とする。
(3) 潰瘍性大腸炎の重症時は，全粥食とする。
(4) 慢性膵炎では，アルコール飲料を厳禁とする。

問題55 高血圧症の生活習慣上の対策についての記述である。正しいのはどれか。
(1) コレステロールの摂取を制限する。
(2) 多価不飽和脂肪酸の摂取を制限する。
(3) 有酸素運動を禁止する。
(4) 飲酒量を制限する必要はない。

問題56 慢性腎臓病（CKD）の栄養食事療法についての記述である。正しいのはどれか。
(1) 低エネルギー食とする。
(2) 高たんぱく質食とする。
(3) 減塩食とする。
(4) 高カリウム食とする。
(5) 高リン食とする。

問題57 牛乳アレルギーの患者において除去が必要な食品である。正しいのはどれか。
(1) ココナッツミルク
(2) カカオバター
(3) 牛肉
(4) 豆乳
(5) 練乳

問題52 軟菜食（五分粥食）の指示のある患者への献立である。**不適切なのはどれか。**
(1) 煮込みうどん
(2) 高野豆腐含め煮
(3) オムレツ
(4) あさりの味噌汁
(5) 湯引きトマト

問題53 2型糖尿病の栄養食事療法についての記述である。正しいのはどれか。
(1) 摂取エネルギー量は，目標体重を基に算出する。
(2) たんぱく質エネルギー比率は，30％以上とする。
(3) 炭水化物エネルギー比率は，40％未満とする。
(4) 砂糖の使用は，禁止する。
(5) 食物繊維は，1日10g以下とする。

問題54 消化器系疾患の栄養食事療法についての記述である。正しいのはどれか。
(1) 慢性胃炎では，胃内滞留時間の長い食品を選ぶ。
(2) クローン病の重症時は，静脈栄養法を用いる。
(3) 肝硬変で腹水がある場合は，脂質を制限する。
(4) 弛緩性便秘では，食物繊維を制限する。

問題55 動脈硬化性疾患予防のための栄養食事療法についての記述である。**誤りはどれか。**
(1) 総エネルギー摂取量（kcal／日）は，標準体重（kg）×身体活動量（kcal／kg／日）から求める。
(2) コレステロール摂取量を200mg／日未満に抑える。
(3) n-3系脂肪酸の摂取を制限する。
(4) 食物繊維の摂取量を増やす。
(5) 食塩相当量は，6g／日未満を目標にする。

問題56 慢性腎不全の栄養食事療法である。**誤りはどれか。**
(1) 適正なエネルギー摂取
(2) たんぱく質制限
(3) 脂質制限
(4) 食塩制限
(5) カリウム制限

問題57 鉄欠乏性貧血の病態と栄養食事療法についての記述である。正しいのはどれか。
(1) 血色素濃度は，上昇する。
(2) まぶたの結膜に黄染がみられる。
(3) 鉄は，体内貯蔵量が少ないと吸収率が低下する。
(4) 非ヘム鉄は，ビタミンCとの同時摂取により吸収率が上昇する。

令和2年度（第17回）

問題52 栄養補給法についての記述である。正しいのはどれか。
(1) 天然濃厚流動食は，消化を必要としない。
(2) 半消化態栄養剤は，医薬品と食品に分類される。
(3) 成分栄養剤は，脂肪の含有量が多い。
(4) 静脈栄養補給法では，合併症は起こらない。
(5) 末梢静脈栄養補給法は，3週間以上の栄養管理に適している。

問題53 肥満症の食事療法についての記述である。正しいのはどれか。
(1) 肥満症では，3〜6か月で15%の体重減少を目指す。
(2) 炭水化物のエネルギー比率は，20%以下が推奨される。
(3) アルコールを制限する必要はない。
(4) 1日600kcal以下の食事療法を超低エネルギー食という。
(5) 満腹感を出すため早食いをすすめる。

問題54 糖尿病についての記述である。正しいのはどれか。
(1) 糖尿病の診断には，尿糖値を用いる。
(2) ヘモグロビンA1c値は，採血時の血糖状態を反映する。
(3) 細小血管障害には，網膜症，腎症，神経障害がある。
(4) 糖尿病食事療法のための食品交換表の1単位は，100kcalである。

問題55 高血圧症の食事療法についての記述である。正しいのはどれか。
(1) 肥満を伴う場合は，BMI 20kg/m² 未満を目指す。
(2) 魚介類より肉類を積極的に摂取する。
(3) 脂質エネルギー比率は，30〜35%とする。
(4) 食塩は，1日6g未満とする。
(5) 食物繊維は，1日10g程度とする。

問題56 慢性腎臓病の食事療法についての記述である。正しいのはどれか。
(1) エネルギーは，十分に摂取する。
(2) 腎機能低下時には，たんぱく質の摂取量を増加する。
(3) カルシウムの摂取量を制限する。
(4) 血液透析では，水分を積極的に摂取する。

問題57 食物アレルギーについての記述である。正しいのはどれか。
(1) 有症率は，学童期が乳児期より高い。
(2) 卵のアレルゲン活性は，加熱処理によって増強する。
(3) 牛乳アレルギーでは，牛肉の除去が必要である。
(4) 牛乳アレルギーでは，ヨーグルトを代替食品とする。
(5) 小麦のアレルゲンには，グルテンがある。

令和元年度（第16回）

問題52 経口栄養法についての記述である。**誤り**はどれか。
(1) 常食は，患者の年齢を考慮した食事である。
(2) 軟食は，主食の形態により分類される。
(3) 三分粥は，重湯と全粥の割合が7：3である。
(4) 流動食の目的の一つは，水分補給である。
(5) 濃厚流動食とは，10kcal/mL以上の流動食である。

問題53 糖尿病の食事療法についての記述である。正しいのはどれか。
(1) エネルギー摂取量は，標準体重（kg）×ストレス係数で算出する。
(2) たんぱく質摂取量は，1.0〜1.2g/kg標準体重/日とする。
(3) 炭水化物の摂取エネルギー比率は，70%とする。
(4) 食物繊維の摂取量は，5〜10g/日とする。
(5) アルコール飲料は，毎日4単位摂取できる。

問題54 消化器疾患と食事療法についての組み合わせである。正しいのはどれか。
(1) 胃潰瘍 ——————————— 高食物繊維食
(2) クローン病 ——————————— 低たんぱく食
(3) 非アルコール性脂肪性肝炎 —— 高エネルギー食
(4) 胆石症 ——————————— 低脂肪食
(5) 弛緩性便秘 ——————————— 低残渣食

問題55 肝硬変非代償期の食事療法についての記述である。正しいのはどれか。
(1) 脂質エネルギー比率を40%とする。
(2) たんぱく質は，2.0g/kg標準体重/日とする。
(3) 芳香族アミノ酸の摂取比率を高くする。
(4) 就寝前に200kcal程度の補食を摂る。
(5) 食物繊維は，10g/日以下とする。

問題56 慢性腎不全の食事療法についての記述である。正しいのはどれか。
(1) エネルギー摂取量は，40kcal/kg標準体重/日以上とする。
(2) たんぱく質摂取量は，1.5g/kg標準体重/日以上とする。
(3) たんぱく質は，アミノ酸スコアの低い植物性食品を中心に摂取する。
(4) 食塩摂取量は，6g/日未満とする。
(5) リンを積極的に摂取する。

問題57 83歳女性。食事は自力で摂取している。咀嚼力が低下し，食事量が減少。体重の減少がみられるようになり，嚥下障害と診断された。提供する食事として**最も適切**なのはどれか。
(1) 寒天を使用したフルーツゼリー
(2) 豆腐の澄まし汁
(3) ゼラチンを使用したブラマンジェ
(4) 魚のほぐし身

(5) きゅうりの塩もみ

平成30年度 (第15回)

問題51 医療施設における食事の提供についての記述である。正しいのはどれか。
(1) 一般治療食の栄養基準の分類には，栄養成分別と疾患別とがある。
(2) 献立作成は，基本となる献立から各治療の目的にあった献立に展開する。
(3) 食事箋は，栄養基準に基づき1日に摂取すべき栄養素を供給するための食品重量を示したものである。
(4) 慢性腎臓病患者の食事は，脂質コントロール食に分類される。
(5) 嚥下障害患者の食事には，流動食が適切である。

問題52 経腸栄養補給法についての記述である。正しいのはどれか。
(1) 回腸が閉塞の時に，使用できる。
(2) 胃ろう造設の患者は，経口摂取は禁止である。
(3) 栄養剤投与開始時の注入量は，150～200mL/時である。
(4) 成分栄養剤の窒素源は，アミノ酸である。
(5) 浸透圧が低い栄養剤は，下痢をおこしやすい。

問題53 脂質異常症の食事療法についての記述である。正しいのはどれか。
(1) エネルギー摂取量は，40kcal/標準体重kg/日を目安とする。
(2) 飽和脂肪酸の摂取量は，総エネルギー量の15～20%とする。

(3) 不飽和脂肪酸の摂取量を制限する。
(4) トランス脂肪酸の摂取を控える。
(5) 水溶性食物繊維を制限する。

問題54 クローン病についての記述である。正しいのはどれか。
(1) 便秘が主症状である。
(2) 病変は，大腸に限定される。
(3) 体重が増加する。
(4) 再燃時は，分粥食とする。
(5) 高脂肪食にすると症状が悪化する。

問題55 63歳，男性。身長170cm，体重80kg，血圧142/95mmHgの高血圧症患者の栄養管理についての記述である。電解質の検査値に異常はみられない。正しいのはどれか。
(1) エネルギー摂取量は，35kcal/kg/日を目標とする。
(2) たんぱく質摂取量は，0.8g/kg/日に制限する。
(3) 食物繊維の摂取量を制限する。
(4) ナトリウムを2,360mg/日未満に制限する。
(5) カリウムを1,500mg/日以下に制限する。

問題56 62歳，女性。身長151cm，体重51kg（標準体重50kg）。身体活動量：普通の労作。週3回血液透析を受けている患者の1日当たりの栄養基準である。正しいのはどれか。
(1) エネルギー量　1,300kcal
(2) たんぱく質量　60g
(3) カリウム量　3,500mg
(4) リン量　2,000mg
(5) 飲水量　2,500mL

⑪ 栄養指導論

問題58 「健康日本21（第二次）」についての記述である。正しいのはどれか。
(1) 内閣総理大臣が，公表したものである。
(2) 基本的な方向の一つに，平均寿命の延伸がある。
(3) 基本的な方向の一つに，生活習慣病の発症予防がある。
(4) 基本的な方向一つに，健康を支え，守るための医療環境の整備がある。

問題59 栄養指導の教材についての記述である。**誤り**はどれか。
(1) 教材は，学習内容や年齢等を考慮して作成する。
(2) 教材は，栄養指導の内容を効果的に伝える手段として期待できる。
(3) 教材に対する評価を実施する。
(4) 教材にかかる費用は，決められた予算の中で納まるようにする。
(5) 教材を作成するときは，著作権を考慮しなくてもよい。

問題60 コミュニケーションの種類と例の組み合わせである。正しいのはどれか。
(1) 言語コミュニケーション ──── 表情
(2) 言語コミュニケーション ──── アイコンタクト
(3) 非言語コミュニケーション ── 筆談
(4) 非言語コミュニケーション ── 身振り・手振り

問題61 カウンセリングについての記述である。正しいのはどれか。
(1) 対象者が，行動変容できるように知識を与える。
(2) ラポールとは，クライアントとカウンセラーの信頼関係のことをいう。
(3) 傾聴とは，対象者の感じ方や気持ちなどの感情面を理解することをいう。
(4) 受容とは，言葉だけでなく，対象者の本心を真摯に聴きとることをいう。
(5) 開かれた質問とは，「はい」「いいえ」で回答を求める質問の形式をいう。

問題62 「妊娠前からはじめる妊産婦のための食生活指針」についての記述である。正しいのはどれか。
(1) つわりがおさまったら，バランスのよい食事をしっかりとりましょう
(2) 「おかず」を中心にエネルギーをしっかりと
(3) 不足しがちなビタミン，ミネラルを「間食」でたっぷりと
(4) 「動物性食品」を組み合わせてたんぱく質を十分に
(5) 乳製品，緑黄色野菜，豆類，小魚などでカルシウムを十分に

問題63 食物アレルギーにおける栄養指導についての記述である。正しいのはどれか。
(1) 鶏卵アレルギー完全除去の場合は，うずらの卵の摂取が可能である。
(2) 小麦アレルギー完全除去の場合は，麩の摂取が可能である。
(3) 食物依存性運動誘発アナフィラキシーの原因食物として，甲殻類の頻度は低い。
(4) ピーナッツ（落花生）アレルギーの場合，ピーナッツを炒ることで摂取が可能である。
(5) 花粉-果物アレルギー症候群の多くは，果物を加熱調理することで摂取が可能である。

問題58 「食生活指針（2016年一部改正）」の項目である。正しいのはどれか。
(1) 生活にリズムを
(2) 日常生活における歩数を増加
(3) 若年世代は夜更かし避けて，体内時計のリズムを保つ
(4) いろいろ食べて生活習慣病予防
(5) 適度な運動とバランスのよい食事で，適正体重の維持を

問題59 栄養指導におけるマネジメントサイクルについての記述である。正しいのはどれか。
(1) 計画（Plan）で，指導方法や教材・媒体を決定する。
(2) 実施（Do）は，ハイリスク者を選びながら行う。
(3) 評価（Check）は，指導終了後に行う。
(4) 改善（Act）で，栄養アセスメントを行う。

問題60 栄養指導の媒体や教材についての記述である。正しいのはどれか。
(1) リーフレットは，多くの情報を1枚にまとめるようにするとよい。
(2) 食品模型（フードモデル）は，おおまかな量の把握をするものである。
(3) 調理実習は，材料・調理・料理すべてが媒体となる。
(4) パンフレットは，1枚の印刷物である。
(5) ペープサートは，エプロンをつけて演じるものである。

問題61 行動変容段階モデルについての記述である。正しいのはどれか。
(1) 無関心期は，行動変容の必要性を自覚している時期をいう。
(2) 関心期は，行動には移していないが，3か月以内に実行するつもりがある時期をいう。
(3) 準備期は，行動を1か月以内に実行しようと思って

　　いる時期をいう。
(4)　実行期は，望ましい行動を6か月以上継続している時期をいう。

問題62　「授乳・離乳の支援ガイド（2019年改定版）」についての記述である。正しいのはどれか。
(1)　離乳初期には，子どもの様子をみながら朝夕，1さじずつ始める。
(2)　離乳中期には，舌でつぶせる固さのものを与える。
(3)　離乳後期には，離乳食を1日2回食で食事のリズムをつけていく。
(4)　魚は，赤身魚から白身魚へとすすめる。
(5)　牛乳は，離乳中期から飲用として与える。

問題63　単身者への栄養指導についての記述である。正しいのはどれか。
(1)　外食を利用しないよう指導する。
(2)　欠食した時のため，一度にエネルギーを多く摂取できるメニューを指導する。
(3)　調理済み食品を使用しないよう指導する。
(4)　自ら適切な栄養管理を行えるよう指導する。

令和2年度（第17回）

問題58　ライフステージ別の栄養指導についての記述である。正しいのはどれか。
(1)　妊娠期は，体重増加を抑えるための食生活を指導する。
(2)　幼児期は，食事を拒否しても食べるように強制する。
(3)　学童期は，学校給食を生きた教材として，給食を通して健康管理ができるようにする。
(4)　成人期は，フレイルの予防に留意する。
(5)　高齢期は，排尿の回数が増えるので水分摂取を控えるよう指導する。

問題59　栄養指導目標の設定についての記述である。正しいのはどれか。
(1)　抽象的な目標とする。
(2)　評価がしやすいように測定可能な目標とする。
(3)　達成感を感じやすいように困難な目標とする。
(4)　達成しやすいように期限をつけない目標とする。
(5)　目標設定を考える順番は，最初に短期目標とする。

問題60　集団への栄養指導に用いる理論やモデルである。正しいのはどれか。
(1)　刺激 — 反応理論
(2)　ヘルスビリーフモデル
(3)　行動変容段階モデル
(4)　社会的認知理論
(5)　イノベーション普及理論

問題61　オペラント条件づけについての記述である。正しいのはどれか。
(1)　友人のおかわりにつられて，ご飯のおかわりをした。

(2)　梅干しをイメージしていると，唾液がでてきた。
(3)　ストレスがたまり，食べ過ぎた。
(4)　野菜を食べたら褒められたので，次も食べた。
(5)　テレビで俳優が食べていたものを自分も食べるようになった。

問題62　カウンセリングのスキルについての記述である。正しいのはどれか。
(1)　カウンセリングは，お互いに同じ目線で接する態度が重要である。
(2)　相手の振る舞いをまねするのはよくない。
(3)　短時間ですむように，「はい」や「いいえ」で答えられる質問をするとよい。
(4)　会話が途切れないようにする。
(5)　明るく話しやすい雰囲気で，信頼関係をつくるようにすることをカタルシスという。

問題63　集団を対象とした一斉学習である。正しいのはどれか。
(1)　バズセッション
(2)　ブレインストーミング
(3)　シンポジウム
(4)　ロールプレイング

令和元年度（第16回）

問題58　「栄養士法」についての記述である。正しいのはどれか。
(1)　栄養士は，栄養の指導に従事する者として定められている。
(2)　栄養士は，業務独占の資格である。
(3)　栄養士による特定保健指導について，定められている。
(4)　栄養教諭免許について，定められている。
(5)　栄養士免許は，厚生労働大臣から付与される。

問題59　栄養カウンセリングにおける，開かれた質問である。正しいのはどれか。
(1)　運動することは好きですか。
(2)　学生時代は何か運動をしていましたか。
(3)　20分のウオーキングで，どれ位エネルギーを消費するかご存知ですか。
(4)　運動することに対して，どうお考えですか。
(5)　一緒に運動してくれる人はいますか。

問題60　栄養指導を行う際のマネジメントサイクルについての記述である。**誤りはどれか**。
(1)　Plan（計画）では，指導目標を立てる。
(2)　Plan（計画）では，学習形態の選択を行う。
(3)　Do（実施）では，具体的な方策を提示する。
(4)　Check（評価）は，指導実施後でなければならない。
(5)　Act（改善）では，Check（評価）に基づき栄養指導計画を改善する。

問題61　プレゼンテーション技術についての記述である。正しいのはどれか。
(1)　時間を決めずに，伝えたいことを話す。
(2)　聞き手の表情や，様子を見ないで話す。
(3)　強調したいところがわかるように，抑揚をつけて話す。
(4)　ボディランゲージを交えずに，話す。
(5)　映像媒体のみを用いて話す。

問題62　栄養指導に用いる教材・媒体についての記述である。正しいのはどれか。
(1)　料理や実物の食品は，媒体として適している。
(2)　エプロンシアターは，成人への媒体として適している。
(3)　パンフレットは，すべてのライフステージに使用できる。
(4)　リーフレットは，映像媒体である。
(5)　OHC（書画カメラ）は，聴覚媒体である。

問題63　既存資料と，関係する省庁についての組み合わせである。正しいのはどれか。
(1)　国民健康・栄養調査 ——— 農林水産省
(2)　食料需給表 ——————— 厚生労働省
(3)　人口動態調査 —————— 厚生労働省
(4)　家計調査 ——————— 農林水産省
(5)　社会生活基本調査 ——— 厚生労働省

平成30年度（第15回）

問題57　栄養指導の意義・目的である。**誤りはどれか。**
(1)　健康の保持増進
(2)　生活習慣病の予防
(3)　ライフステージに適した食生活知識の啓発
(4)　サプリメントの積極的な摂取の推進
(5)　QOLの維持向上

問題58　「栄養士法」についての記述である。**誤りはどれか。**
(1)　栄養士の免許は，厚生労働大臣が栄養士名簿に登録することによって行う。
(2)　栄養士および管理栄養士の身分と，免許に関する事項を示している。
(3)　栄養士でなければ，栄養士またはこれに類似する名称を用いてはならない。
(4)　管理栄養士の国家試験は，栄養士でない者には受験資格が与えられない。
(5)　栄養士は，栄養士の名称を用いて栄養の指導に従事することを業とする。

問題59　栄養指導計画についての記述である。正しいのはどれか。
(1)　計画は，1W5Hの要素の組み立てを基本とする。
(2)　対象者の実態を把握し，問題点を整理したうえで，指導の目標を設定する。
(3)　目標は，短期目標，中期目標，長期目標の順に設定する。
(4)　短期目標は，最終目標となる目標設定をする。
(5)　計画の基本的な進め方は，TCAサイクルに沿って行う。

問題60　集団栄養指導と個別栄養指導の特徴についての記述である。正しいのはどれか。
(1)　個別栄養指導では，グループダイナミクス効果が得られる。
(2)　集団栄養指導では，対象者の特性に対応したきめ細やかな教育ができる。
(3)　個別栄養指導では，対象者が自分の意見を指導者に伝えやすい。
(4)　集団栄養指導では，個別栄養指導に比べて，時間や労力がかかる。
(5)　集団栄養指導では，ワークショップやディベイトフォーラムなどは行わない。

問題61　行動変容段階モデルの準備期である。正しいのはどれか。
(1)　行動を6ヶ月以上継続している段階
(2)　行動を1ヶ月以内に始めようと思っている段階
(3)　今後6ヶ月以内に実行しようと思っていない段階
(4)　行動していないが，今後6ヶ月以内に始めようと思っている段階
(5)　行動を上手に継続できているが，継続期間は6ヶ月以内の段階

問題62　カウンセリングについての記述である。正しいのはどれか。
(1)　クライアントが沈黙した場合は，カウンセラーが発言を促すようにする。
(2)　相談内容は，常に周囲に知らせておく必要がある。
(3)　クライアントの話す内容に問題があった場合は，直ちに否定をする。
(4)　否定をせず，ありのままを受け入れる姿勢を傾聴という。
(5)　クライアントの顔色や表情，目の動き，動作なども観察する。

⑫ 公衆栄養学概論

令和4年度（第19回）

問題64 地域における公衆栄養活動についての記述である。正しいのはどれか。
(1) 行政主導の活動に限定する。
(2) 疾病の重症化予防は，活動範囲に含めない。
(3) 地域の社会資源を活用する。
(4) 住民の主体的な取組みはない。
(5) ポピュレーションアプローチでは，高いリスクを有する者を対象とする。

問題65 市町村保健センターの栄養士の業務である。正しいのはどれか。
(1) 栄養成分表示の相談
(2) 特定給食施設への指導
(3) 栄養士免許証申請の事務
(4) 乳幼児健診での栄養相談

問題66 「健康増進法」に規定されている内容である。正しいのはどれか。
(1) 国民健康・栄養調査の実施
(2) 特定健康診査・特定保健指導の実施
(3) 栄養機能食品の表示
(4) 管理栄養士国家試験の実施

問題67 わが国の食育推進についての記述である。正しいのはどれか。
(1) 「食育基本法」は，栄養教諭の配置を規定している。
(2) 「食育推進会議」は，内閣府に設置されている。
(3) 「食育推進基本計画」は，10年ごとに作成されている。
(4) 「食育基本法」は，企業の参加を規定していない。
(5) 「第4次食育推進基本計画」の重点事項に，「持続可能な食を支える食育の推進」がある。

問題68 集団を対象として「日本人の食事摂取基準（2020年版）」を活用する際の目的と指標の組み合わせである。正しいのはどれか。
(1) エネルギーの過不足の評価 ——— 推定エネルギー必要量
(2) 栄養素の摂取不足の評価 ———— 推奨量
(3) 栄養素の過剰摂取の評価 ———— 推定平均必要量
(4) 生活習慣病の発症予防の評価 —— 目標量
(5) 生活習慣病の重症化予防の評価 — 耐容上限量

令和3年度（第18回）

問題64 公衆栄養の概念についての記述である。正しいのはどれか。
(1) ポピュレーションアプローチは，リスクの高い者を対象にする。
(2) 公衆栄養活動の最終目的は，QOL（生活の質）を高めることである。
(3) コミュニティとは，地理的集団に限られる。
(4) 公衆栄養活動は，三次予防を重視している。

問題65 近年の国民健康・栄養調査結果における成人女性についての記述である。正しいのはどれか。
(1) やせの割合は，20歳代が最も高い。
(2) 野菜摂取量の平均値は，350g/日以上である。
(3) 運動習慣のある者の割合は，増加傾向にある。
(4) 糖尿病が強く疑われる者の割合は，高齢になるほど低い。

問題66 「食事バランスガイド」についての記述である。正しいのはどれか。
(1) 厚生労働省，文部科学省，農林水産省の3省合同で策定された。
(2) 食生活指針を具体的な行動に結びつけるツールとして策定された。
(3) 1週間に「何」を「どれだけ」食べたらよいかを示している。
(4) コマのイラストは，1,600 ± 200kcal（基本形）を想定している。
(5) 「主食」は，1つ（SV）の基準が食品重量で示されている。

問題67 災害時，避難所において早急に把握すべき食事に注意が必要な人である。**誤りはどれか。**
(1) 乳幼児
(2) 妊婦・授乳婦
(3) 嚥下困難な高齢者
(4) 食物アレルギーがある人
(5) 偏食がある人

問題68 2015年の国連総会で採択された「持続可能な開発目標（SDGs）」についての記述である。**誤りはどれか。**
(1) 飢餓をゼロに
(2) すべての人に健康と福祉を
(3) 気候変動に具体的な対策を
(4) 2050年をゴールとしている。

令和2年度（第17回）

問題64 地域の公衆栄養活動についての記述である。**誤りはどれか。**
(1) 対象者は，地域住民である。
(2) 活動の拠点には，保健所や市町村保健センターがある。
(3) 活動の目的には，QOLの向上を目指した疾病予防

と健康増進がある。
- (4) ヘルスプロモーションの考え方を重視する。
- (5) ハイリスクアプローチでは，地域社会全体への働きかけを行う。

問題65　近年の国民健康・栄養調査結果における成人についての記述である。正しいのはどれか。
- (1) エネルギー摂取量は，増加傾向にある。
- (2) 食塩摂取量は，増加傾向にある。
- (3) 脂肪エネルギー比率が30％以上の者の割合は，男性より女性で高い。
- (4) 年代別の野菜類摂取量は，20歳代が最も多い。

問題66　「健康増進法」に定められている事項である。正しいのはどれか。
- (1) 栄養士の定義
- (2) 受動喫煙の防止
- (3) 特定健康診査・特定保健指導の実施
- (4) 乳幼児健康診査の実施
- (5) 保健所の事業

問題67　わが国の食料需給表についての記述である。正しいのはどれか。
- (1) 厚生労働省が作成している。
- (2) WHOの手引きに準拠して作成している。
- (3) 国民1人当たりの供給純食料および栄養量が示されている。
- (4) 国民が実際に摂取した食料の総量が示されている。

問題68　諸外国の健康・栄養問題についての記述である。正しいのはどれか。
- (1) 開発途上国では，飢餓と肥満の問題が同じ国内に共存している。
- (2) 開発途上国では，ビタミンAの欠乏は解消された。
- (3) 先進国では，肥満・過体重に起因する非感染性疾患は認められない。
- (4) 先進国では，飢餓の問題は解消された。

令和元年度（第16回）

問題64　公衆栄養活動についての記述である。正しいのはどれか。
- (1) 地域の社会資源は，原則として活用しない。
- (2) 根拠は，住民の意見に限定しなければならない。
- (3) ヘルスプロモーションの考え方は，排除する。
- (4) 活動の継続は，考慮しない。
- (5) 活動には，住民の主体的な取り組みが重要である。

問題65　国民健康・栄養調査についての記述である。正しいのはどれか。
- (1) 根拠法令は，地域保健法である。
- (2) 都道府県は，調査に要する費用を負担する。
- (3) 調査票は，調査の目的以外に使用してはならない。
- (4) 調査項目は，都道府県知事が条例で定める。

- (5) 調査票は，保健所長が定めたものを用いる。

問題66　地域保健法に規定されている内容である。正しいのはどれか。
- (1) 食育推進基本計画
- (2) 食品表示基準
- (3) 学校給食衛生管理基準
- (4) 管理栄養士国家試験
- (5) 市町村保健センター

問題67　表は，総務省統計局全国消費実態調査報告（2人以上世帯　全世帯）における食料品の購入先別支出割合である。**購入先Eに該当するのはどれか。**

調査年度	平成11年	平成16年	平成26年	(%)
購入先A	2.1	2.3	3.1	
購入先B	3.9	4.0	3.1	
購入先C	3.9	7.9	4.3	
購入先D	16.3	13.2	9.6	
購入先E	47.5	46.7	49.0	

- (1) コンビニエンスストア
- (2) 百貨店
- (3) 生協・購買
- (4) 一般小売店
- (5) スーパーマーケット

問題68　世界の健康・栄養問題についての記述である。正しいのはどれか。
- (1) 2015年FAOは，「世界の飢餓人口は皆無となった。」と報告している。
- (2) 飢餓に苦しむ人々の大半は，先進国に住んでいる。
- (3) 開発途上国におけるビタミンAの欠乏症は，失明の大きな原因になっている。
- (4) 開発途上国においては，栄養過剰から栄養不足への転換がみられる。

平成30年度（第15回）

問題63　公衆栄養の目標設定についての記述である。**誤りはどれか。**
- (1) 課題の優先順位付けでは，重要度を考慮する。
- (2) 課題の優先順位付けでは，改善可能性を考慮する。
- (3) 基準値（現状値）の設定には，目標達成後の数値が活用できる。
- (4) プログラムの優先順位付けでは，実現可能性を考慮する。
- (5) 疾病構造の変化については，長期目標とする。

問題64　食事調査についての記述である。正しいのはどれか。
- (1) 食事記録法には，秤量法と目安量法がある。
- (2) 食事記録法では，1日の調査で習慣的な摂取量が評価できる。

(3) 24時間思い出し法は，高齢者や幼児に適している。
(4) 食物摂取頻度調査法では，血液や尿の生化学的検査を行う。
(5) 目安量法では，キッチンスケールなどの秤が必須である。

問題65 国民健康・栄養調査についての記述である。正しいのはどれか。
(1) 調査地区は，都道府県知事が定める。
(2) 調査世帯の選定は，無作為抽出法による。
(3) 調査には，生活習慣調査が含まれない。
(4) 身体状況調査は，調査員が聴取法により行う。
(5) 調査員は，厚生労働大臣が任命する。

問題66 厚生労働省が担当している施策である。正しいのはどれか。
(1) 食育基本法に基づく基本方針の策定
(2) 地域保健法に基づく地域保健対策
(3) 学校教育法に基づく栄養教諭制度
(4) 日本食品標準成分表の作成
(5) 食品安全基本法に基づく食品の安全・安心の確保

問題67 受動喫煙の防止を規定する法律である。正しいのはどれか。
(1) JAS法
(2) 食品表示法
(3) 食品衛生法
(4) 食育基本法
(5) 健康増進法

問題68 国民の栄養摂取状況からみて，過剰な摂取が国民の健康の保持・増進を妨げる栄養素である。正しいのはどれか。
(1) カリウム
(2) カルシウム
(3) 鉄
(4) ナトリウム
(5) 亜鉛

ⓑ 調 理 学

令和4年度（第19回）

問題69 日本の食文化についての記述である。正しいのはどれか。
(1) 一汁二菜とは，「汁・ご飯・おかず1つ」の献立である。
(2) 懐石料理は，お酒を楽しむための宴席料理である。
(3) 5月5日の節句は，五節句のうちの1つである。
(4) 夏至には，かぼちゃを食べる習慣がある。
(5) 精進料理では，植物性食品を使ってはいけない。

問題70 誘電加熱（電子レンジ）の特徴についての記述である。正しいのはどれか。
(1) うず電流により，なべ底が発熱する。
(2) 食品自体が発熱するため，短時間で温度が上昇する。
(3) 水分は，ほとんど蒸発しない。
(4) 料理を温めるときは，金属製の容器を使う。

問題71 米の調理についての記述である。正しいのはどれか。
(1) 洗米時の吸水量は，加水量に加えない。
(2) 味つけ飯を炊くときは，水分に調味料を加えて浸漬する。
(3) 飯は，米重量の3倍前後の炊き上がりが標準である。
(4) ピラフは，米を炊き上げてから油脂で炒める。
(5) もち米の飯は，うるち米の飯よりもでんぷんの老化が遅い。

問題72 いも類の調理性についての記述である。正しいのはどれか。
(1) じゃがいもの切断面の褐変は，水に浸漬することで防止できる。
(2) マッシュポテトを作るときは，いもが冷めてからつぶす。
(3) さつまいもは，みょうばん溶液でゆでると白くなる。
(4) さといもは，ぬめりをとると，調味料が浸透しにくくなる。
(5) かるかんは，さといもの起泡性を利用している。

問題73 卵の調理性についての記述である。正しいのはどれか。
(1) 卵白は，レモン汁を加えると起泡性が低くなる。
(2) 卵白は，温度が高い（30～40℃）方が，起泡性が高い。
(3) ハンバーグなどのひき肉料理のつなぎは，卵の希釈性を利用したものである。
(4) 希釈卵液に砂糖を加えると，熱凝固が早くなる。
(5) 凝固温度は，卵黄より卵白の方が低い。

令和3年度（第18回）

問題69 五節句と主な行事食の組み合わせである。正しいのはどれか。
(1) 人日の節句 ─── 屠蘇
(2) 上巳の節句 ─── 小豆がゆ
(3) 端午の節句 ─── ぼたもち
(4) 七夕の節句 ─── 雑煮
(5) 重陽の節句 ─── 菊酒

問題70　蒸す操作についての記述である。**誤りはどれか**。
(1)　湿式加熱である。
(2)　水蒸気のもつ潜熱を利用した加熱である。
(3)　熱は，主に放射によって伝わる。
(4)　プリンは，85〜90℃を保ちながら弱火で蒸す。
(5)　まんじゅうは，100℃を保ちながら強火で蒸す。

問題71　肉の調理についての記述である。正しいのはどれか。
(1)　肉の繊維や筋に平行に切断すると，軟らかくなる。
(2)　ひき肉には，すね肉などの硬い部位は用いない。
(3)　ハンバーグを作る際は，ひき肉に副材料を一度に加えてからよく捏ねる。
(4)　コラーゲンは，85℃以上で長時間焼くとゼラチン化する。
(5)　ワインに浸けてマリネにすることで，軟らかくなる。

問題72　牛乳の調理性についての記述である。正しいのはどれか。
(1)　ホットケーキの焼き色が，つきにくくなる。
(2)　野菜スープに加えると，沈殿が起こりやすい。
(3)　カスタードプディングの熱凝固を抑制する。
(4)　ゼラチンゼリーの強度を低下させる。
(5)　じゃがいもの軟化を促進する。

問題73　豆・豆製品の調理についての記述である。**誤りはどれか**。
(1)　大豆は，水に浸漬すると元の重量の約4倍になる。
(2)　小豆は，浸漬せずに加熱することが多い。
(3)　古い豆は，新しい豆よりやわらかくなりにくい。
(4)　豆腐は，長時間加熱すると口当たりが悪くなる。
(5)　やわらかくなった豆に多量の砂糖を加える場合は，2〜3回に分けて入れる。

令和2年度（第17回）

問題69　ゆで操作におけるゆで水への添加物の効果についての記述である。正しいのはどれか。
(1)　重曹は，さつまいもの煮くずれを防止する。
(2)　ミョウバンは，たけのこのあくを取り除く。
(3)　食酢は，れんこんの歯切れを保持する。
(4)　食塩は，わらびを軟化する。
(5)　油は，卵の凝固を促進する。

問題70　調理による野菜の色の変化についての記述である。**誤りはどれか**。
(1)　にんじんの橙赤色は，炒めても安定している。
(2)　赤かぶは，食酢に浸けると青色になる。
(3)　カリフラワーは，食酢を加えてゆでると白く仕上がる。
(4)　ごぼうは，切ったまま放置すると褐変する。

問題71　藻類についての記述である。正しいのはどれか。
(1)　こんぶのうま味成分は，イノシン酸ナトリウムである。
(2)　こんぶ表面の白い粉は，不味成分である。
(3)　こんぶは，食酢を加えて煮ると水煮より硬くなる。
(4)　生わかめは，湯通しで鮮やかな緑色になる。

問題72　砂糖の調理性についての記述である。**誤りはどれか**。
(1)　でんぷんの老化を抑制する。
(2)　卵白の泡を安定させる。
(3)　卵たんぱく質の熱凝固を抑制する。
(4)　ゼリーのゲル強度を高める。
(5)　焼き菓子の焼き色を抑制する。

問題73　魚の調理性についての記述である。正しいのはどれか。
(1)　赤身魚は，そぎ造りや薄造りに向く。
(2)　白身魚は，でんぶに向く。
(3)　酢じめは，食酢に浸けた後に食塩で脱水する。
(4)　直火焼きは，弱火の遠火で加熱する。
(5)　魚臭は，真水に浸けて取り除く。

令和元年度（第16回）

問題69　食塩の働きと，その調理例の組み合わせである。**誤りはどれか**。
(1)　卵たんぱく質の熱凝固を促進する。── 茶わん蒸し
(2)　小麦粉生地のグルテン形成を促進する。── うどん
(3)　肉の保水性を向上する。────────── ハンバーグ
(4)　豆の吸水・加熱軟化を促進する。── 大豆の煮豆
(5)　米の吸水を促進する。──────────── 味付け飯

問題70　電磁調理器（IHヒーター）加熱についての記述である。正しいのはどれか。
(1)　ガスコンロより熱効率が低い。
(2)　放射伝熱により鍋底を発熱させる。
(3)　耐熱ガラス製の鍋が適する。
(4)　丸底ではなく，平底の鍋が適する。

問題71　ゲル化素材の調理性についての記述である。正しいのはどれか。
(1)　ゼラチンは，水で膨潤後に沸騰させて溶解する。
(2)　寒天は，沸騰させると凝固力が低下する。
(3)　カラギーナンは，たんぱく質分解酵素の影響をうける。
(4)　寒天は，ゼラチンより低い濃度でゲル化する。
(5)　寒天ゼリーは，冷凍後，解凍しても元の食感を保つ。

問題72　炊飯時の米重量と，加水量または炊き上がり重量の組み合わせである。**最も適切なのはどれか**。
(1)　うるち米100g ──────── 加水重量250g
(2)　もち米100g ───────── 加水重量100g
(3)　うるち米100g＋もち米100g ── 加水重量400g
(4)　うるち米100g ──────── 炊き上がり重量150g
(5)　もち米100g ───────── 炊き上がり重量130g

問題73　鶏卵の調理性についての記述である。正しいのはどれか。
(1)　かたゆで卵は，卵を熱湯に入れて5分加熱する。
(2)　フライ衣のパン粉の付着には，卵の乳化性が利用されている。
(3)　卵白は，はじめから砂糖を加えて攪拌すると泡立ちやすい。
(4)　茶わん蒸しは，卵とだしを1：3の割合で合わせる。
(5)　茶わん蒸しを95〜100℃で蒸すと，すがたちにくい。

平成30年度（第15回）

問題69　加熱操作についての記述である。正しいのはどれか。
(1)　熱の伝わり方は，放射・伝導・対流の3つである。
(2)　熱を伝える媒体は，空気・水の2つである。
(3)　煮る・焼くは，湿式加熱である。
(4)　蒸すとは，食品を100℃の水中で加熱する方法である。
(5)　電磁誘導加熱（IH）は，マイクロ波を利用した加熱法である。

問題70　調味料および調味操作についての記述である。正しいのはどれか。
(1)　こいくちしょうゆは，うすくちしょうゆより塩分濃度が低い。
(2)　含め煮では，砂糖より先にしょうゆを加える。
(3)　三杯酢は，酢，しょうゆ，だしを合わせたものである。
(4)　しめさばは，さばを酢でしめてから，塩をふる。
(5)　ごま和えの和え衣には，使用材料の30％のごまを用いる。

問題71　小麦粉の調理についての記述である。正しいのはどれか。
(1)　重曹を入れて調製した蒸しパンは，白く仕上がる。
(2)　小麦粉に50％の水を加えた生地を，バッターという。
(3)　ルーの炒め温度は，高いほうがソースの粘度は低くなる。
(4)　ドウをねかすと，伸びにくくなる。
(5)　シューの膨化は，生地中に発生する二酸化炭素によるものである。

問題72　野菜や果物の褐変防止操作についての記述である。誤りはどれか。
(1)　シロップに浸ける。
(2)　塩水に浸ける。
(3)　レモン汁をかける。
(4)　加熱する。
(5)　みじん切りにする。

問題73　油脂を用いた調理についての記述である。正しいのはどれか。
(1)　野菜の油通しは，200℃で行う。
(2)　クッキーでは，バターが少ない方がサクサクしたテクスチャーになる。
(3)　バターケーキの生地は，バター→小麦粉→卵→砂糖の順に加えて調製する。
(4)　折り込みパイ生地は，固形油脂の可塑性を利用したものである。
(5)　油と食酢と食塩を合わせてよくかき混ぜると，安定なエマルションができる。

⑭　給食管理論（給食計画論，給食実務論を含む）

問題74　特定給食施設における食事提供の目的である。**誤りはどれか。**
(1)　小学校 ─── 生きた教材として教育に寄与する。
(2)　事業所 ─── 勤労者の収入の向上に寄与する。
(3)　病院 ─── 患者の治療に寄与する。
(4)　高齢者福祉施設
　　　　　　─── 栄養状態の改善に寄与する。

問題75　特定給食施設の栄養・食事管理における献立計画についての記述である。正しいのはどれか。
(1)　給与栄養目標量は，利用者家族の食事摂取量を考慮する。
(2)　栄養量は，毎回の献立で給与栄養目標量を厳守する。
(3)　食品使用量は，食品構成表の使用量を厳守する。
(4)　料理は，調理従事者の調理作業能力を考慮した組み合わせとする。

問題76　栄養出納表の作成時に必要な情報である。正しいのはどれか。
(1)　衛生管理点検表
(2)　食品群別荷重平均成分表
(3)　食材料費日計表
(4)　食種別食数集計表
(5)　人員構成表

問題77　随意契約方式での購入に適する食材料である。正しいのはどれか。
(1)　大豆油
(2)　砂糖
(3)　キャベツ
(4)　コーン缶詰
(5)　冷凍ほうれんそう

問題78　煮物における大量調理の特性についての記述である。正しいのはどれか。
(1)　煮汁の水分蒸発率は，少量調理に比べて高い。
(2)　煮汁の沸騰までの時間は，少量調理に比べて短い。
(3)　食材の煮崩れは，少量調理に比べて少ない。
(4)　消火後の余熱は，少量調理に比べて大きい。

問題79　「大量調理施設衛生管理マニュアル」における調理従事者の衛生管理についての記述である。正しいのはどれか。
(1)　健康状態の報告は，自ら作業開始前に行う。
(2)　検便検査は，年に1回実施する。
(3)　嘔吐症状がある場合は，薬を服用し調理作業に従事する。
(4)　手指に化膿創がある場合は，手袋を着用して調理作業に従事する。
(5)　調理着等は，1週間に1回清潔なものに交換する。

問題80　給食施設で使用する大量調理機器と作業区域の組み合わせである。正しいのはどれか。
(1)　ピーラー ─────── 清潔作業区域
(2)　水圧式洗米機 ───── 清潔作業区域
(3)　ブラストチラー ──── 準清潔作業区域
(4)　回転釜 ─────── 汚染作業区域
(5)　ウォーマーテーブル ── 汚染作業区域

問題74　給食の原価における直接材料費に含まれる項目である。正しいのはどれか。
(1)　調理従事者の給料
(2)　細菌検査費
(3)　光熱水費
(4)　食品購入費
(5)　減価償却費

問題75　給食の栄養・食事計画に必要な利用者のアセスメントの情報である。**誤りはどれか。**
(1)　BMI
(2)　身体活動レベル
(3)　食事摂取状況
(4)　生活習慣
(5)　家族の嗜好

問題76　廃棄率15％のキャベツについて，純使用量が1人あたり40gの時の200人分の発注量である。**最も適切なのはどれか。**
(1)　7.5kg
(2)　8.0kg
(3)　9.0kg
(4)　9.5kg
(5)　11.0kg

問題77　食材料の在庫管理についての記述である。正しいのはどれか。
(1)　入庫とは，検収した食品を保管することである。
(2)　先入れ・先出しとは，後に納品された食品から使用することである。
(3)　棚卸しとは，食品受払簿の残高を確認することである。
(4)　貯蔵食品は，在庫下限量を下回ってから発注する。
(5)　貯蔵食品は，不定期に在庫量と品質を確認する。

問題78　大量調理における炊飯についての記述である。**誤りはどれか。**
(1)　米の計量は，ひと釜分の炊飯量単位で行う。

(2) 水圧式洗米機による洗米時間は，30分が目安である。

(3) 炊飯時の蒸発率は，少量炊飯より低い。

(4) 「湯炊き法」を用いることがある。

問題79 調理従事者の衛生管理についての記述である。正しいのはどれか。

(1) 自身の健康状態報告は，管理者に週1回報告する。

(2) 2か月に1回の検便を受ける。

(3) 手指に化膿創がある場合は，汚染作業区域内で作業を行う。

(4) 調理従事用外衣は，毎日清潔なものに交換する。

問題80 生産管理の評価で活用する帳票類である。正しいのはどれか。

(1) 食品構成表

(2) 栄養出納表

(3) 調理・作業工程表

(4) 調理従事者の衛生点検表

(5) 食材料消費日計表

令和2年度（第17回）

問題74 「健康増進法」における特定給食施設についての記述である。正しいのはどれか。

(1) 不特定の者に対して食事を供給する。

(2) 栄養士を置かなければならない。

(3) 事業開始の届け出は，都道府県知事に届け出る。

(4) 厚生労働大臣は，設置者に対し栄養管理にかかわる指導をすることができる。

問題75 病院給食における給食業者への委託が可能な業務である。正しいのはどれか。

(1) 献立表作成基準の作成

(2) 検食の実施

(3) 献立表の作成

(4) 使用食器の確認

(5) 衛生管理簿の点検

問題76 献立表についての記述である。正しいのはどれか。

(1) 予定献立表は，実施した献立の内容の記録である。

(2) 実施献立表は，計画段階の献立の内容を示したものである。

(3) 予定献立表の食品使用量は，食品構成表に示された使用量を厳守しなければならない。

(4) 予定献立表の作成は，給食施設の調理能力を考慮する。

問題77 食材料の検収の際に確認が必要な項目である。**誤り**はどれか。

(1) 鮮度の状態

(2) 包装の状態

(3) 生産地

(4) 異物の混入

(5) 1人あたりの純使用量

問題78 大量調理の特性についての記述である。正しいのはどれか。

(1) 炊飯の加水割合は，少量調理よりも多くする。

(2) 野菜は，洗浄後すぐに炒め調理を行う。

(3) 煮物の消火のタイミングは，余熱を考慮する。

(4) 回転釜での煮物の煮汁の割合は，少量調理よりも多くする。

(5) 和え物の調味は，下処理後すぐに行う。

問題79 給食の生産システムについての記述である。正しいのはどれか。

(1) コンベンショナルシステムは，提供前日に料理を作り置きする。

(2) レディフードシステムは，提供時に料理を再加熱する。

(3) カミサリーシステムは，サテライトキッチンで調理した料理を配送する。

(4) アッセンブリーサーブシステムは，提供時に料理の再加熱が不要である。

問題80 加熱調理食品の温度管理についての記述である。正しいのはどれか。

(1) もやしは，ゆでた後60分以内に中心温度を20℃まで下げる。

(2) 鯖のみそ煮は，中心温度65℃に達したことを確認する。

(3) カキフライは，中心温度75℃を出来上がりの目安とする。

(4) 茶わん蒸しは，提供まで65℃で保管する。

(5) オレンジゼリーは，提供まで20℃で保管する。

令和元年度（第16回）

問題74 健康増進法における特定給食施設についての記述である。正しいのはどれか。

(1) 1日50食以上の食事を提供する施設である。

(2) 給食事業の開始を厚生労働大臣に届け出る。

(3) 給食事業開始のために管理栄養士及び栄養士の氏名を届け出る。

(4) 栄養士を置かなければならない。

(5) 設置者は，適切な栄養管理を行わなければならない。

問題75 A会社では，社員への食事提供をB給食会社に委託している。AおよびBの会社についての記述である。正しいのはどれか。

(1) Bは，Aに食事提供を委託された委託側の会社である。

(2) Aは，Bに食事提供をしてもらう受託側の会社である。

(3) Aは，Bのクライアントである。

(4) Bは，Aのクライアントである。

問題76 食品構成表を作成する上で必要な項目である。正しいのはどれか。

(1) 食材料の在庫量

(2) 調理従事者数

(3) 加熱調理食品の中心温度

（4）　売上金

（5）　対象者の給与栄養目標量

問題77　給食利用者の喫食量を把握するのに必要な項目である。**誤り**はどれか。

（1）　検収量

（2）　純使用量

（3）　出来上がり量

（4）　盛り付け量

（5）　残菜量

問題78　大量調理の特性を考慮した調理作業についての記述である。正しいのはどれか。

（1）　酢の物は，味をしっかりつけるため，下処理後直ちに調味した。

（2）　ゆでる作業の直前に，回転釜のゆで水を準備し点火した。

（3）　炊飯の加水率は，少量調理に比べ低くした。

（4）　揚げ油の量の50％重量の鶏肉を投入し，唐揚げを作った。

問題79　「大量調理施設衛生管理マニュアル」における，二次汚染防止についての記述である。正しいのはどれか。

（1）　生の豚肉とサラダの野菜を同じ容器で保管した。

（2）　野菜の洗浄は，準清潔作業区域で行った。

（3）　器具・容器の使用後は，75℃で1分間以上の加熱により殺菌した。

（4）　調理終了後の食品は，衛生的な容器にふたをして保管した。

（5）　非加熱調理食品は，下処理後に提供までその場で保管した。

問題80　給食施設において発生したインシデントである。正しいのはどれか。

（1）　食事提供後に，原材料の検食の保存を忘れたことに気がついた。

（2）　ガスコンロ点火時に爆発がおきて，調理従事者がやけどを負った。

（3）　揚げ油に火が移り，ダクト内部が延焼した。

（4）　開店前の食堂の床に水がこぼれていたので，モップで掃除をした。

（5）　副菜の中から衣服の繊維が見つかり，喫食者から注意された。

平成30年度（第15回）

問題74　特定給食施設と給食目的の組み合わせである。**誤り**はどれか。

（1）　病院給食は，疾病の回復に寄与する。

（2）　高齢者施設給食は，心身の自立を支援する。

（3）　学校給食は，生産性の向上を図る。

（4）　保育所給食は，望ましい食習慣を形成する。

（5）　事業所給食は，健康の保持・増進を図る。

問題75　「健康増進法」における特定給食施設についての記述である。正しいのはどれか。

（1）　不特定多数の人を対象とする。

（2）　栄養士は，必ず置かなければならない。

（3）　栄養管理が，必要である。

（4）　1日100食以上の食事を提供する。

（5）　厚生労働大臣が，指定する。

問題76　給食施設の食事提供についての記述である。正しいのはどれか。

（1）　事前配食は，料理の温度管理が容易である。

（2）　事前配食の例として，病院における中央配膳方式がある。

（3）　対面配食は，配食から喫食までの時間がかかる。

（4）　パントリー配食は，調理室と食堂が隣接している場合に用いられる。

（5）　対面配食は，トレイセット方式ともいう。

問題77　給食の製造原価に含まれる「経費」である。正しいのはどれか。

（1）　利益

（2）　宣伝・広告費

（3）　水光熱費

（4）　食材料費

（5）　調理従事者の賃金

問題78　クックチルシステムについての記述である。正しいのはどれか。

（1）　給食業務の効率化を図ることができる。

（2）　加熱調理した料理を−18℃以下まで急速冷却する。

（3）　加熱調理時の温度管理は，不要である。

（4）　コンベンショナルシステムの一つである。

（5）　再加熱までの料理の保管日数は，約1ヶ月である。

問題79　「大量調理施設衛生管理マニュアル」における加熱調理済み食品の温度管理についての記述である。正しいのはどれか。

（1）　加熱調理後の冷却は，中心温度を60分以内に20℃付近まで下げる。

（2）　調理後，直ちに提供しない食品は，20℃以下で保存する。

（3）　調理後の食品は，2時間以内に喫食することが望ましい。

（4）　食品の中心温度が65℃であることを確認する。

（5）　調理後，直ちに提供しない食品は，50℃以上で保存する。

問題80　給食施設における調理機器と作業区域の組み合わせである。正しいのはどれか。

（1）　回転釜 ———————— 汚染作業区域

（2）　コールドテーブル ——— 汚染作業区域

（3）　洗米機 ———————— 準清潔作業区域

（4）　ブラストチラー ———— 準清潔作業区域

（5）　食器洗浄機 ————— 清潔作業区域

⑮ 総 合 力

令和4年度（第19回）

A事業所の社員食堂に勤務する栄養士である。

当該食堂は，昼食のみを提供しており，1日あたりの予定提供食数は，130食である。喫食者には，定食方式（単一定食）で食事を提供している。ある日の献立は，次のとおりであった。（（　）内は主な食材料を示す）

主食：ごはん
主菜：鯖の塩焼き（鯖，しそ，だいこん）
副菜：ほうれんそうのお浸し（ほうれんそう）
汁物：豆腐のみそ汁（豆腐，ねぎ）
デザート：オレンジ

問題「81」，「82」，「83」に答えよ。

問題81 鯖の調理工程で，**最も気を付けなければならない食中毒病因物質**はどれか。
(1) 腸炎ビブリオ
(2) サルモネラ属菌
(3) セレウス菌
(4) カンピロバクター

問題82 下処理を行う前のオレンジの保管温度である。**最も適切なのはどれか。**
(1) 室温
(2) 20℃
(3) 9℃
(4) －5℃

問題83 豆腐のみそ汁の味付けを確認するため，塩分濃度を測定したところ，1.5%であった。その後の作業について**最も適切なのはどれか。**
(1) そのまま盛り付け作業に移る。
(2) 加熱を継続し，汁を煮詰め適切な塩分濃度になるまで調整する。
(3) みそを追加し，適切な塩分濃度になるまで調整する。
(4) だし汁を追加し，適切な塩分濃度になるまで調整する。

B事業所敷地内に設置された社員寮の給食施設に勤務する栄養士である。

当該給食施設では1日3回食事を提供しており，いくつかある給与栄養目標量のうちの1区分は以下のとおりであった。

エネルギー：2,600kcal　　たんぱく質：100.0g
脂質：70.0g

この給与栄養目標量をもとに穀類エネルギー比率

50%，動物性たんぱく質比率50%として食品構成表を作成することとした。

問題「84」，「85」に答えよ。

問題84 穀類に配分するエネルギー量である。**最も適切なのはどれか。**
(1) 500kcal
(2) 1,000kcal
(3) 1,300kcal
(4) 1,500kcal

問題85 この給食施設作成の食品群別荷重平均成分表で，配分した穀類量から算出したたんぱく質量は，31.2gであった。動物性食品に配分できるたんぱく質量と穀類以外の植物性食品に配分できるたんぱく質量の組み合わせである。**最も適切なのはどれか。**
(1) 動物性食品のたんぱく質50.0g
　　── 穀類以外の植物性食品のたんぱく質18.8g
(2) 動物性食品のたんぱく質50.0g
　　── 穀類以外の植物性食品のたんぱく質50.0g
(3) 動物性食品のたんぱく質33.4g
　　── 穀類以外の植物性食品のたんぱく質66.6g
(4) 動物性食品のたんぱく質33.4g
　　── 穀類以外の植物性食品のたんぱく質35.4g

令和3年度（第18回）

問題81 熱中症に伴う軽度〜中等度の脱水症の応急処置に用いる経口補水液の配合である。**最も適切なのはどれか。**
(1) 水1カップ
(2) 水1カップ＋食塩小さじ1杯
(3) 水1カップ＋ブドウ糖小さじ1杯
(4) 水1カップ＋食塩ひとつまみ（0.5g）＋ブドウ糖小さじ1杯

福祉施設勤務の栄養士である。問題「82」，「83」に答えよ。

問題82 特別養護老人ホームの入所者Aさんに，口内炎による摂食量の低下が確認された。提供する料理として**最も適切なのはどれか。**
(1) 煮込みハンバーグ
(2) ポテトコロッケ
(3) 卵豆腐
(4) きゅうりとわかめの酢の物
(5) 菜花の辛し和え

問題83 保育所の入所者Bさん（乳児　生後5か月）の保護者から，牛乳をアレルゲンとする食物アレルギーの対

応を依頼された。**最も適切な対応はどれか。**
(1) アレルギー原因食品の混入や，誤配がないように配膳カードを使用する。
(2) 保護者に離乳食の開始を遅らせるよう指導する。
(3) 離乳食に用いる卵の使用開始時期を遅らせる。
(4) 小麦粉は，離乳食の献立に使用しない。

予定食数が125食である事業所給食施設の昼食の献立である。問題「84」，「85」に答えよ。
主食：ごはん
主菜：肉野菜炒め
副菜：ポテトサラダ
汁物：豆腐と葉ねぎの味噌汁
デザート：フルーツカクテル

問題84 ポテトサラダのじゃがいもをマッシュしたのちに30分間冷却した。冷却の終了を判断するためのじゃがいもの中心温度である。**最も適切なのはどれか。**
(1) 20℃
(2) 30℃
(3) 40℃
(4) 50℃

問題85 調理室における作業動線および作業区域についての記述である。**最も適切なのはどれか。**
(1) 洗浄した米は，汚染作業区域の冷蔵庫に一時保管した。
(2) 肉野菜炒めの野菜は，準清潔作業区域で洗浄した。
(3) 出来上がったポテトサラダは，準清潔作業区域で一時保管した。
(4) 炊きあがったご飯は，清潔作業区域で保温し，配膳

した。

令和2年度（第17回）

問題81 ある特定給食施設に勤務する栄養士である。昼食の調理を行っている午前10時30分に震度6弱の地震に見舞われた。地震直後，栄養士が直ちに行う対応である。**最も適切なのはどれか。**
(1) 昼食に提供する食数の変更
(2) 栄養部門の被災状況の確認
(3) 栄養部門職員の緊急連絡網の整備
(4) 災害に備える備蓄食品の確保

図は，特定給食施設給食部門の平面図※の一部である。図を見て，問題「82」，「83」に答えよ。

（※図は下段に掲載）

問題82 食材保管庫「C」に保管する食材である。正しいのはどれか。
(1) 冷凍食品
(2) 生鮮魚介類
(3) 食肉類
(4) 生鮮果実・野菜類
(5) 乾物類

問題83 下処理コーナー「⑦」の位置に設置する調理機器である。正しいのはどれか。
(1) スチームコンベクションオーブン
(2) ブラストチラー
(3) フライヤー
(4) スライサー
(5) 温蔵庫

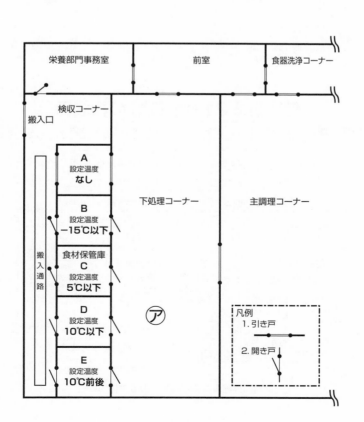

保育所に勤務する栄養士である。問題「84」，「85」に答えよ。

問題84 幼児期（3〜5歳児）の栄養指導に関する栄養特性である。正しいのはどれか。
(1) 身体的な発育は，乳児期に比べてより一層活発になる。
(2) 身体的発育の個人差は，解消する。
(3) 基本的な食習慣が確立する時期である。
(4) 偏食傾向が顕著に現れることはない。
(5) 食事の喫食量は，年齢別に標準化する。

問題85 食品分類法の一つである「三色食品群」のそれぞれに該当する食品と栄養素等の働きについて，3〜5歳児を対象とした集団栄養指導を行うときに用いる指導媒体である。**最も適切なのはどれか。**
(1) 「日本食品標準成分表（2015年版）」の冊子
(2) 「食生活指針」のパンフレット
(3) 「食事バランスガイド（基本形）」のリーフレット
(4) 食品イラストのペープサート

■ 令和元年度（第16回）

事業所給食施設において，昼食100人分のチキンステーキを調理することになった。
「81」，「82」に答えよ。

問題81 調理工程と鶏肉の取り扱い作業についての組み合せである。**誤りはどれか。**
(1) 検収 ——————— 納品温度が8℃であった。
(2) 下処理 ——————— 調理用使い捨て手袋をして下味をつけた。
(3) 主調理 ——————— 加熱調理の途中で中心温度を3点確認した。

(4) 提供するまでの保管 —— 50℃設定の温蔵庫で保管した。

問題82 鶏肉の調理工程で**最も気をつけなければならない食中毒病因物質はどれか。**
(1) カンピロバクター
(2) 腸炎ビブリオ
(3) ウエルシュ菌
(4) ノロウイルス

図は，「健康日本21（第二次）」の概念図※である。
図を見て，「83」，「84」，「85」に答えよ。

（※図は下段に掲載）

問題83 図中の □ A □ に入る文言として，正しいのはどれか。
(1) 平均寿命の延伸
(2) 生活習慣病の重症化予防
(3) 国民医療費の抑制
(4) 介護サービスの推進
(5) 少子高齢化の進展

問題84 図中の □ A □ に貢献する栄養指導として，**最も適切なのはどれか。**
(1) メタボリックシンドローム予防の食事指導
(2) 「健康な食事」普及のための指導
(3) 糖尿病食事療法の食事指導
(4) 在宅介護支援のための食事指導
(5) 「食育推進計画」に基づく食育指導

問題85 図中の ┆ B ┆ に関する記述である。**誤りはどれか。**
(1) 栄養・食生活の改善
(2) 身体活動・運動の励行
(3) 睡眠・余暇時間の確保

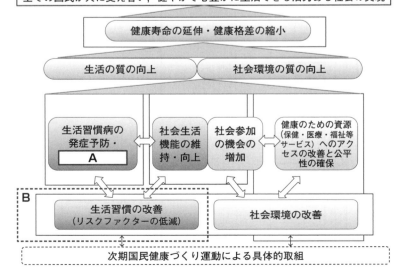

健康日本21（第2次）の概念図

(4)　職場における喫煙の推進
(5)　禁酒または適正飲酒の実践

平成**30**年度（第15回）

問題81　58歳，女性。身長155cm，体重53kgの2型糖尿病患者に，1,600kcal／日の献立作成が指示された。合併症は認めていない。「糖尿病治療のための食品交換表」を用いた1日当たりの指示単位配分量を，以下のとおりとした。正しいのはどれか。
(1)　表1：穀物，いも，豆など ————— 6単位
(2)　表3：魚介，大豆，卵・チーズ，肉など
　　　　　　　　　　　　　　　　————— 4.5〜6単位
(3)　表5：油脂，多脂性食品など ————— 3単位
(4)　調味料：みそ，みりん，砂糖など —— 2.5単位
(5)　1食当たりの合計単位数 ————— 10単位

問題82　A市の市町村保健センターでは，地域在住の高齢者向けに「楽しく食べて健康長寿」のタイトルで栄養指導教室を開催することにした。取り上げるテーマとして**適切でない**のはどれか。
(1)　低栄養の予防について
(2)　食べやすい調理法について
(3)　健康的な食生活リズムについて
(4)　嗜好品などの適切な取り方について
(5)　塩味の濃い味付け方法について

問題83　プリシード・プロシードモデルにおけるQOLの向上を目的とした保健プログラムのイメージ図※である。血圧高値者の改善を目指した公衆栄養活動計画として　　　　　　の中に入る**適切な**のはどれか。
（※図は下段に掲載）

(1)　QOL計画
(2)　保健計画
(3)　長期計画
(4)　プリシード計画
(5)　プロシード計画

問題84　調理の再現性，味の標準化を維持するためには調理操作の数値化が必須である。以下は調理操作に関わる数値である。**誤りはどれか**。
(1)　砂糖100gを水200gに溶かすと，50％濃度のシロップができる。
(2)　あじの切り身70gを使ってあじフライを作った。あじの購入量は140g，廃棄率は50％である。
(3)　煮物に，8gの砂糖を加える代わりにみりんを24g加えた。
(4)　汁物に，食塩を1.5g使う代わりに，塩分濃度10％のみそを15g使った。
(5)　うるち米100gともち米100gを合わせて炊飯する。加水量は250gである。

問題85　某事業所の社員食堂において，酢豚を500食調理するために豚肉70g，たまねぎ50g，にんじん30g，生しいたけ15g（1人分使用量）を用いることにした。検収結果として**適している**のはどれか。
(1)　納品時のぶた肉の中心温度が，20℃であった。
(2)　廃棄率5％のたまねぎの納品量は，25kgであった。
(3)　しいたけは，納品時のケースごと冷蔵庫に保管した。
(4)　ぶた肉の納品量は，35.1kgであった。
(5)　にんじんは洗浄して，約50gを保存食とした。

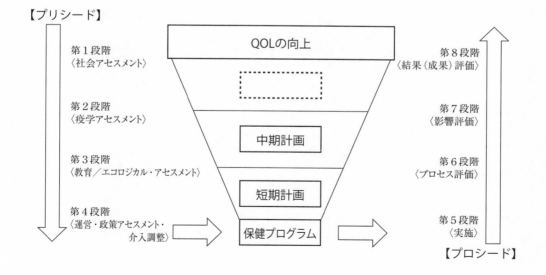

■編　者

一般社団法人　全国栄養士養成施設協会

〔事務局〕

〒105-0003　東京都港区西新橋2丁目11番6号
　　　　　　ニュー西新橋ビル9階
　　　　　　TEL 03-6273-3877
　　　　　　https://www.eiyo.or.jp

2023年版
栄養士実力認定試験過去問題集

2023年（令和5年）2月20日　初版発行

編　者　（一社）全国栄養士
　　　　　　養成施設協会

発行者　筑　紫　和　男

発行所　株式会社 建　帛　社
　　　　　　KENPAKUSHA

〒112-0011　東京都文京区千石4丁目2番15号
　　　　　　TEL（03）3944-2611
　　　　　　FAX（03）3946-4377
　　　　　　https://www.kenpakusha.co.jp/

ISBN 978-4-7679-0742-0　C3077　　　印刷・製本　亜細亜印刷
ⓒ（一社）全国栄養士養成施設協会, 2023.　　　Printed in Japan

令和4年度 栄養士実力認定試験解答用紙

学校コード

受験番号

フリガナ

氏名

注意

1. 学校コード、受験番号の □ の中に数字を記入し、該当するマークを塗りつぶして下さい。
2. 記入に際しては、必ずHBの鉛筆を使用すること。
3. 決められた記入欄以外には、何も記入してはいけません。
4. 訂正するときは、プラスチックの消しゴムでていねいに消し、消しくずを残さないこと。
5. 用紙は汚したり、折りまげないこと。

※マークのしかた

良い例	●
悪い例	うすい　細い　短い　はみ出し　ななめ　外側だけ

※印は、4肢択一問題である。

問題	解答欄
1	① ② ③ ④ ⑤
2	① ② ③ ④ ⑤
3	① ② ③ ④ ⑤
4	① ② ③ ④ ⑤
5	① ② ③ ④ ⑤
※6	① ② ③ ④
※7	① ② ③ ④
※8	① ② ③ ④
※9	① ② ③ ④
10	① ② ③ ④ ⑤
※11	① ② ③ ④
12	① ② ③ ④ ⑤
※13	① ② ③ ④
※14	① ② ③ ④
※15	① ② ③ ④
※16	① ② ③ ④
※17	① ② ③ ④
※18	① ② ③ ④
※19	① ② ③ ④
※20	① ② ③ ④
※21	① ② ③ ④
※22	① ② ③ ④
※23	① ② ③ ④
※24	① ② ③ ④
25	① ② ③ ④ ⑤
26	① ② ③ ④ ⑤
※27	① ② ③ ④
28	① ② ③ ④ ⑤
※29	① ② ③ ④
30	① ② ③ ④ ⑤

問題	解答欄
※31	① ② ③ ④
※32	① ② ③ ④
※33	① ② ③ ④
※34	① ② ③ ④
35	① ② ③ ④ ⑤
※36	① ② ③ ④
37	① ② ③ ④
38	① ② ③ ④ ⑤
39	① ② ③ ④ ⑤
40	① ② ③ ④ ⑤
※41	① ② ③ ④
※42	① ② ③ ④
43	① ② ③ ④ ⑤
※44	① ② ③ ④
45	① ② ③ ④ ⑤
※46	① ② ③ ④
※47	① ② ③ ④
※48	① ② ③ ④
49	① ② ③ ④ ⑤
50	① ② ③ ④ ⑤
51	① ② ③ ④ ⑤
52	① ② ③ ④ ⑤
53	① ② ③ ④ ⑤
※54	① ② ③ ④
※55	① ② ③ ④
56	① ② ③ ④ ⑤
57	① ② ③ ④ ⑤
※58	① ② ③ ④
59	① ② ③ ④ ⑤
※60	① ② ③ ④

問題	解答欄
61	① ② ③ ④ ⑤
62	① ② ③ ④ ⑤
63	① ② ③ ④ ⑤
64	① ② ③ ④ ⑤
※65	① ② ③ ④
※66	① ② ③ ④
67	① ② ③ ④ ⑤
68	① ② ③ ④ ⑤
69	① ② ③ ④ ⑤
※70	① ② ③ ④
71	① ② ③ ④ ⑤
72	① ② ③ ④ ⑤
73	① ② ③ ④ ⑤
※74	① ② ③ ④
※75	① ② ③ ④
76	① ② ③ ④ ⑤
77	① ② ③ ④ ⑤
※78	① ② ③ ④
79	① ② ③ ④ ⑤
80	① ② ③ ④ ⑤
※81	① ② ③ ④
※82	① ② ③ ④
※83	① ② ③ ④
※84	① ② ③ ④
※85	① ② ③ ④

一般社団法人　全国栄養士養成施設協会

令和3年度 栄養士実力認定試験解答用紙

学校コード

受験番号

フリガナ

氏 名

注意

1. 学校コード、受験番号の □ の中に数字を記入し、該当するマークを塗りつぶして下さい。
2. 記入に際しては、必ずHBの鉛筆を使用すること。
3. 決められた記入欄以外には、何も記入してはいけません。
4. 訂正するときは、プラスチックの消しゴムでていねいに消し、消しくずを残さないこと。
5. 用紙は汚したり、折りまげないこと。

※ マークのしかた

良い例	●
悪い例	うすい 細い 短い はみ出し ななめ 外側だけ

※印は、4肢択一問題である。

問題	解答欄
※ 1	① ② ③ ④ ⑤
2	① ② ③ ④ ⑤
3	① ② ③ ④ ⑤
※ 4	① ② ③ ④ ⑤
5	① ② ③ ④ ⑤
※ 6	① ② ③ ④ ⑤
※ 7	① ② ③ ④ ⑤
※ 8	① ② ③ ④ ⑤
※ 9	① ② ③ ④ ⑤
※ 10	① ② ③ ④ ⑤
※ 11	① ② ③ ④ ⑤
12	① ② ③ ④ ⑤
13	① ② ③ ④ ⑤
14	① ② ③ ④ ⑤
※ 15	① ② ③ ④ ⑤
※ 16	① ② ③ ④ ⑤
※ 17	① ② ③ ④ ⑤
※ 18	① ② ③ ④ ⑤
19	① ② ③ ④ ⑤
20	① ② ③ ④ ⑤
※ 21	① ② ③ ④ ⑤
※ 22	① ② ③ ④ ⑤
※ 23	① ② ③ ④ ⑤
24	① ② ③ ④ ⑤
25	① ② ③ ④ ⑤
26	① ② ③ ④ ⑤
27	① ② ③ ④ ⑤
28	① ② ③ ④ ⑤
29	① ② ③ ④ ⑤
30	① ② ③ ④ ⑤

問題	解答欄
※ 31	① ② ③ ④ ⑤
32	① ② ③ ④ ⑤
※ 33	① ② ③ ④ ⑤
※ 34	① ② ③ ④ ⑤
※ 35	① ② ③ ④ ⑤
36	① ② ③ ④ ⑤
※ 37	① ② ③ ④ ⑤
38	① ② ③ ④ ⑤
※ 39	① ② ③ ④ ⑤
40	① ② ③ ④ ⑤
41	① ② ③ ④ ⑤
42	① ② ③ ④ ⑤
43	① ② ③ ④ ⑤
44	① ② ③ ④ ⑤
45	① ② ③ ④ ⑤
※ 46	① ② ③ ④ ⑤
47	① ② ③ ④ ⑤
48	① ② ③ ④ ⑤
49	① ② ③ ④ ⑤
50	① ② ③ ④ ⑤
※ 51	① ② ③ ④ ⑤
52	① ② ③ ④ ⑤
53	① ② ③ ④ ⑤
※ 54	① ② ③ ④ ⑤
55	① ② ③ ④ ⑤
56	① ② ③ ④ ⑤
※ 57	① ② ③ ④ ⑤
58	① ② ③ ④ ⑤
※ 59	① ② ③ ④ ⑤
60	① ② ③ ④ ⑤

問題	解答欄
※ 61	① ② ③ ④ ⑤
62	① ② ③ ④ ⑤
※ 63	① ② ③ ④ ⑤
※ 64	① ② ③ ④ ⑤
※ 65	① ② ③ ④ ⑤
66	① ② ③ ④ ⑤
67	① ② ③ ④ ⑤
※ 68	① ② ③ ④ ⑤
69	① ② ③ ④ ⑤
70	① ② ③ ④ ⑤
71	① ② ③ ④ ⑤
72	① ② ③ ④ ⑤
73	① ② ③ ④ ⑤
74	① ② ③ ④ ⑤
75	① ② ③ ④ ⑤
76	① ② ③ ④ ⑤
77	① ② ③ ④ ⑤
※ 78	① ② ③ ④ ⑤
※ 79	① ② ③ ④ ⑤
80	① ② ③ ④ ⑤
※ 81	① ② ③ ④ ⑤
82	① ② ③ ④ ⑤
※ 83	① ② ③ ④ ⑤
※ 84	① ② ③ ④ ⑤
※ 85	① ② ③ ④ ⑤

一般社団法人 全国栄養士養成施設協会

2023年版

栄養士実力認定試験 過去問題集 解答

［平成30年度～令和4年度実施分］

令和4年度 栄養士実力認定試験 ［解答・解説］

■ 公衆衛生学

問題番号	解答	解　説
問題 1	（3）	(1) 減少している／(2) 増加している／(4) 2020年の男性で81.56年，女性で87.71年が最も長く，90年を超えていない／(5) 減少している
問題 2	（1）	国民健康・栄養調査では，男女ともに有意に減少していると評価されている
問題 3	（4）	(1)「母子保健法」に基づいて交付される／(2) 市区町村が交付する／(3) 妊娠の届出により交付される／(5) 返却せず，交付を受けた者が保管する
問題 4	（5）	(1)「地域保健法」に基づいて設置されている／(2) 保健所からの専門的かつ技術的な援助及び協力を積極的に求めるが，市町村長の指示の下に業務を行う／(3) センター長は，医師でなくてもよい／(4) 市町村には常勤の栄養指導員を置く義務はない。都道府県，保健所を設置する市及び特別区に置かなければならない

■ 社会福祉概論

問題番号	解答	解　説
問題 5	（1）	(2) 高齢者をはじめとする国民が，健康で安らかな生活を営むことができることを目的としている／(3) 2025年をめどに，構築を目指している／(4)「医療介護総合確保促進法」で示されている／(5) 自立生活の支援の目的のもと，可能な限り住み慣れた地域で暮らすことを目指している
問題 6	（2）	市町村が実施する

■ 解剖生理学

問題番号	解答	解　説
問題 7	（1）	(2) リソソームは，老廃物の分解を行う場である／(3) リボソームは，たんぱく質合成の場である／(4) ゴルジ体は，小胞体で合成されたたんぱく質を修飾する場である
問題 8	（4）	(1) 破骨細胞は，骨吸収を促進する／(2) エストロゲンは，骨吸収を抑制する／(3) 健常者の骨は，有機成分（約30％）より無機成分（約70％）を多く含む
問題 9	（3）	(1) 外呼吸は，酸素と二酸化炭素を交換する／(2) 呼吸が抑制されると，血液は酸性に傾く／(4) 右肺は3葉，左肺は2葉からなる
問題10	（5）	胆汁は，肝臓で産生される
問題11	（3）	(1) 健常者の原尿は，1日に120～180L生成される／(2) 右腎は，左腎よりもやや低い位置にある／(4) 腎臓と膀胱をつなぐ管を，尿管という
問題12	（2）	(1) 副甲状腺ホルモン（パラトルモン）は，血中カルシウム濃度を上昇させるホルモンである／(3) バソプレシンは，血圧を上昇させるホルモンである／(4) インスリンは，血糖値を下降させるホルモンである／(5) カルシトニンは，血中カルシウム濃度を低下させるホルモンである
問題13	（3）	(1) 末梢神経系は，脳と脊髄などの中枢神経系以外の神経からなる／(2) 自律神経系は，交感神経と副交感神経からなる／(4) 呼吸中枢は，延髄にある

■ 生化学

問題番号	解答	解　説
問題14	（4）	(1) 体たんぱく質を構成するアミノ酸は，光学異性体のないグリシン以外は，L型アミノ酸である／(2) α-ヘリックスは，たんぱく質の二次構造である／(3) ロイシンはケト原性アミノ酸である。ケト原性アミノ酸には，ロイシン，リシン，イソロイシン，トリプトファン，フェニルアラニン，チロシンが含まれるが，ロイシンとリシン以外は，糖原性アミノ酸でもある
問題15	（3）	(1) ガラクトースは，六炭糖である／(2) グルコースは，アルドースである／(4) アミロペクチンは，分岐構造をもつ
問題16	（1）	(2) コレステロールエステルは，単純脂質である／(3) リン脂質は，両親媒性である／(4) 胆汁酸は，食事中の脂質とミセルを形成し，その吸収を促進する
問題17	（4）	(1) 酵素活性は，pHの影響を受ける／(2) 律速酵素は，代謝系のなかで最も遅い反応を触媒する酵素である／(3) ミカエリス定数（Km）が大きい酵素は，基質との親和性が低い
問題18	（3）	(1) ペントースリン酸回路では，ATPを生じることはない。グルコースは，解糖系，クエン酸回路，電子伝達系で代謝され，ATPを生じる／(2) 解糖系では，1分子のグルコースから2分子のピルビン酸を生じる／(4) グルカゴンは，肝臓においてグリコーゲン分解を促進する
問題19	（2）	(1) β酸化は，ミトコンドリアマトリックスで行われる／(3) キロミクロンは，小腸粘膜上皮細胞から分泌され，リンパ管を経て血中に入る／(4) コレステロールは，体内で合成できる
問題20	（3）	(1) アミノ基転移酵素は，補酵素としてビタミンB_6が必要である／(2) アミノ基転移反応では，アンモニアは生じない／(4) 体たんぱく質の分解で生成したアミノ酸は，体たんぱく質の合成に再利用される
問題21	（1）	(2) mRNAは，コドンをもつ／(3) 転写は，核内で行われる／(4) チミンは，DNAを構成する塩基の一つである

■ 食品学総論

問題番号	解答	解　説
問題22	（4）	(1) カビの方が低い／(2) 中間水分食品は，一般的に水でもどす必要がない／(3) 食品を砂糖漬けすると，水分活性は低くなる
問題23	（2）	(1) β型が，α型より甘味が強い／(3) スクロースは，非還元糖である／(4) ラクトースは，還元糖である
問題24	（1）	(2) アミノ酸スコアは，たんぱく質の栄養価を化学的に評価する指標で，消化・吸収性を考慮しない／(3) たんぱく質の変性は，酸で起こる／(4) 等電点で低くなる
問題25	（3）	(1) n-6系多価不飽和脂肪酸である／(2) 酸化を受けやすい／(4) 魚油の融点は，牛脂より低い／(5) 光で促進される
問題26	（5）	鶏卵は，ビタミンCをほとんど含まない

■ 食品学各論（食品加工学を含む）

問題番号	解答	解　説
問題27	（4）	(1) ポリフェノールオキシダーゼの作用による／(2) チロシンによる／(3) ククルビタシンである

問題番号	解答	解　説
問題28	（2）	(1) 玄米は，精白米よりもビタミンB₁含量が多い／(3) 強力粉は，薄力粉よりたんぱく質含量が多い／(4) 二条大麦が，主にビールの原料に利用される／(5) ツェインである
問題29	（3）	油中水滴型（W/O型）エマルションである
問題30	（1）	イノシン酸である
問題31	（3）	(1) 人工的に低酸素・高二酸化炭素の状態にして，青果物の保存性を高める方法である／(2) じゃがいもの発芽抑制には，γ線照射が行われている／(4) 燻煙には，食品の保存性を高める作用があり，それ以外に風味付与効果などがある
問題32	（2）	主成分は，グルコマンナンである
問題33	（4）	(1) 鉄は，赤血球を作るのに必要な栄養素です。また，味覚を正常に保つのに必要な栄養素は，亜鉛である／ビタミンAは，夜間の視力の維持を助ける栄養素です。ビタミンAは，皮膚や粘膜の健康維持を助ける栄養素です。また，骨や歯の形成に必要な栄養素は，カルシウムである／(3) ビタミンDは，腸管でのカルシウムの吸収を促進し，骨の形成を助ける栄養素です。また，正常な血液凝固能を維持する栄養素は，ビタミンKである
問題34	（1）	(2) 食物繊維は，表示が推奨されている栄養成分である／(3) 1食分当たりで栄養成分量を表示することは，認められている。また，100g当たりや，100mL当たりの量も表示することができる／(4) 熱量および栄養成分の表示の順番は，決まっている

■ 食品衛生学

問題番号	解答	解　説
問題35	（3）	指定添加物は，厚生労働大臣が指定する
問題36	（2）	(1) 不活化には，85～90℃，90秒以上の加熱が必要である／(3) 芽胞をつくらない／(4) 偏性嫌気性菌である
問題37	（5）	(1) 脂質の多い食品に蓄積しやすい／(2) 抗生物質を含む動物用医薬品についても，農薬等として残留基準が設定されている／(3) 一例として，「玄米及び精米で0.4ppm（1kgに含まれるカドミウムの量が，0.4mg＝0.4mg/kg）以下」のように成分規格が定められている／(4) 原因は，有機水銀（メチル水銀）である
問題38	（5）	(1) 感染は，豚肉などの生食やネコなどのペットとの接触により起こる／(2) 主な原因は，飲用水の汚染による水系感染である／(3) 主な原因は，ウグイ，フナなど淡水魚の生食である／(4) 主な原因は，ヒラメの生食である
問題39	（1）	アレルギー表示が義務付けられている品目は，えび，かに，小麦，そば，卵，乳，落花生の7品目（特定原材料）であり，例解(2)～(4)は誤り

■ 栄養学総論

問題番号	解答	解　説
問題40	（5）	(1) 空腹時ではなく，食後にインスリン分泌が亢進する／(2) 糖質の摂取量が多いと，ビタミンB₁の必要量が増す／(3) 糖原性アミノ酸からグルコースが産生される／(4) 1gあたりのエネルギー量は，脂質が糖質より大きい
問題41	（2）	(1) 食後は，血中のトリグリセリド濃度が上昇する／(3) α-リノレン酸は，生体内で合成できない必須脂肪酸である／(4) 生体内では，グルコースに変換されない
問題42	（3）	(1) たんぱく質の栄養価は，不可欠アミノ酸のバランスと吸収率で決められる／(2) たんぱく質の消化は，小腸内で膜消化（終末消化）により完了する／(4) たんぱく質の生物価は，生物学的評価法の一つである
問題43	（1）	(2) 脚気は，ビタミンB₁の欠乏症である／(3) 溶血性貧血は，ビタミンEの欠乏症である／(4) ビタミンDは，カルシウムの吸収を促進する／(5) β-カロテンなどのプロビタミンAカロテノイドは，レチノール活性当量に含まれる
問題44	（3）	(1) 口唇炎，舌炎は，ビタミンB₂欠乏で起こる／(2) ペラグラは，ナイアシン欠乏で起こる／(4) 巨赤芽球性貧血は，ビタミンB₁₂および葉酸欠乏で起こる。鉄欠乏で起こる貧血は，鉄欠乏性貧血である
問題45	（4）	(1) 人体で最も多いミネラルは，カルシウムである／(2) ナトリウムは，細胞外液の主な陽イオンである／(3) ヘモグロビンの構成元素は，鉄である／(5) カルシウムの99%は，骨や歯に存在する

■ 栄養学各論（応用栄養学）

問題番号	解答	解　説
問題46	（3）	(1) 高齢化の進展や，糖尿病等有病者数の増加等を踏まえて策定されている／(2) BMIが採用されている／(4) 高齢者の年齢区分は，65～74歳，75歳以上の2区分である
問題47	（4）	妊娠高血圧症候群では，極端な塩分制限は勧められない。7～8g/日程度とする
問題48	（4）	(1) 低出生体重児とは，出生体重が2,500g未満をいう／(2) 体重は，1歳で出生時の約3倍となる／(3) 新生児・乳児は，成人に比べ体重あたりの体表面積が大きい
問題49	（3）	(1) 卵黄は，生後5～6か月頃から与える／(2) 生後7～8か頃から，食事を1日2回与える／(4) フォローアップミルクは，育

児用ミルクの代替品ではない／(5) 手づかみ食べは，生後9か月頃から始まり，1歳過ぎの子どもの発育および発達にとって，積極的にさせたい行動である

問題番号	解答	解　説
問題50	（2）	(1) 貧血の多くは，鉄欠乏性貧血である／(3) 発育速度は，各器官によって異なる／(4) 男子は，女子よりおよそ2年遅れて第二発育急進期に入る／(5) 小児の肥満は，成人肥満に移行しやすい
問題51	（1）	(2) 身体機能の個人差は，大きい／(3) 消化酵素の活性は，低くなる／(4) 口渇感は，鈍感になる／(5) 体重1kg当たりのたんぱく質必要量は小児，成人と同じである

■ 臨床栄養学概論

問題番号	解答	解　説
問題52	（2）	(1) 合併症予防ではHbA1c 7.0%未満，血糖正常化を目指す際には6.0%未満を目指す／(3) 炭水化物は，指示エネルギー量の50～60%とする／(4) たんぱく質は，指示エネルギー量の20%までとする／(5) 食物繊維の摂取量を増やす。食物繊維を多く含む食品は，食後血糖値の上昇を緩やかにする
問題53	（4）	(1) 脂肪エネルギー比率は，20～25%とする／(2) コレステロール摂取量は，200mg/日未満とする／(3) n-3系多価不飽和脂肪酸の摂取量を増やす／(5) 果糖の過剰摂取は，中性脂肪を増加させる
問題54	（4）	(1) 香辛料など刺激の強い食品は，できるだけ避ける／(2) クローン病の寛解期では低脂肪食とする／(3) 潰瘍性大腸炎の重症時は絶食とする
問題55	（1）	(2) 多価不飽和脂肪酸を積極的に摂取する／(3) 適度な有酸素運動が推奨される／(4) 過剰な飲酒は，血圧上昇の原因となるため節酒する
問題56	（3）	(1) たんぱく質の利用効率を高めるため，エネルギーは十分摂取する／(2) たんぱく質は制限する／(4) 病態に応じたカリウムの制限をする／(5) 病態に応じたリンの制限をする
問題57	（5）	(1) 牛乳成分は，含まれていない／(2) 牛乳成分は，含まれていない／(3) 牛乳とアレルゲンが異なるため，基本的に除去する必要はない／(4) 牛乳成分は，含まれていない

■ 栄養指導論

問題番号	解答	解　説
問題58	（3）	(1) 厚生労働大臣が，公表したものである／(2)「健康寿命の延伸」である／(4) 健康を支え，守るための社会環境の整備である
問題59	（5）	作成するときは，著作権を考慮して作成する
問題60	（4）	(1) 表情は，非言語コミュニケーションである／(2) アイコンタクトは，非言語コミュニケーションである／(3) 筆談は，言語コミュニケーションである
問題61	（2）	(1) 行動変容しようという気持ちを起こさせるよう支援する／(3) 傾聴ではなく，共感的理解という／(4) 受容ではなく，傾聴という／(5) 開かれた質問ではなく，閉じた質問という
問題62	（5）	(1) 妊娠前からバランスのよい食事をしっかりとりましょう／(2)「主食」を中心に，エネルギーをしっかりと／(3) 不足しがちなビタミン，ミネラルを，「副菜」でたっぷりと／(4)「主菜」を組み合わせてたんぱく質を十分に
問題63	（5）	(1) うずらの卵も除去する／(2) 麩も除去する／(3) 甲殻類は，原因食物として頻度が高い／(4) 炒ることでアレルゲン性が高まる

■ 公衆栄養学概論

問題番号	解答	解　説
問題64	（3）	(1) 住民主体の活動を重視する／(2) 重症化予防も含める／(4) 住民の主体的な取り組みが必要である／(5) 高リスク者へのアプローチは，ハイリスクアプローチである
問題65	（4）	(1) 実施主体は，保健所である／(2) 保健所の業務である／(3) 都道府県の業務である
問題66	（1）	(2)「高齢者の医療の確保に関する法律」／(3)「食品表示法」第4条，「食品表示基準」第7条，21条／(4)「栄養士法」
問題67	（5）	(1) 栄養教諭の配置は，「学校教育法」に規定されている／(2)「食育推進会議」は，内閣府により設置されたが，2016年4月より農林水産省に移管された／(3)「食育推進基本計画」は，5年ごとに作成されている／(4) 企業の参加は，「食育基本法」に規定されている
問題68	（4）	(1) BMI，体重変化量を用いる／(2) 推定平均必要量か，目安量を用いる／(3) 耐容上限量を用いる／(5) 示された指標はない

■ 調理学

問題番号	解答	解　説
問題69	（3）	(1) 一汁二菜の献立とは，「汁・ご飯・おかず2つ」のことをいう／(2) 懐石料理は，濃茶をおいしく飲むための，空腹しのぎの軽い食事である／(4) かぼちゃを食べるのは，冬至である／(5) 精進料理で，使ってはいけないのは動物性食品である
問題70	（2）	(1) うず電流により，なべ底が発熱するのはIHである／(3) 水分が蒸発しやすい加熱法である／(4) 金属製の容器は，マイクロ波を反射するので温められない

問題番号	解答	解　説
問題71	（5）	(1) 洗米時の吸水量も，加水量に加える／(2) 調味料は，水に浸漬後加熱直前に加える。調味料の中には，米の吸水を妨げるものがあるからである／(3) 飯は，米重量の2.1～2.4倍の炊き上がりが標準である／(4) ピラフは，生の米を油脂で炒めてから炊き上げる
問題72	（1）	(2) マッシュポテトを作るときは，いもを加熱直後の熱いうちにつぶす。冷めると細胞が分離しにくく，作業性が低下し，粘りも出てくる／(3) 黄色くなる／(4) 調味料が浸透しやすくなる／(5) やまいも起泡性を利用している。さといもには起泡性はない
問題73	(2)・(5)	(1) 卵白は，レモン汁を加えることで起泡性は高くなる／(3) ひき肉料理のつなぎは，卵の流動性を利用したものである／(4) 希釈卵液に砂糖を加えると，熱凝固は遅くなる

■ 給食管理論（給食計画論，給食実務論を含む）

問題番号	解答	解　説
問題74	（2）	事業所給食は，福利厚生の一環として実施される。勤労者の収入の向上が食事提供の目的ではない
問題75	（4）	(1) 家族の食事摂取量ではなく，利用者自身の食事摂取量を考慮する／(2) 毎日あるいは1食の食事の給与栄養量が，給与栄養目標量を達成する必要はない。例えば1週間の給与栄養量の平均が給与栄養目標量に沿っていればよい／(3) 食品構成表の使用量を厳守する必要はない。食品構成表は，献立作成時の食品使用量の目安として用いる
問題76	（2）	(1) 栄養出納表は，一定期間の実施献立をもとに算出した食品群別摂取量及びエネルギー・栄養素摂取状況により，食事の内容の良否を評価する帳票である。したがって，衛生管理点検表は，栄養出納表作成に不要である／(3) 食材料費日計表は，栄養出納表作成に不要である／(4) 食種別食数集計表は，栄養出納表作成に不要である／(5) 人員構成表は，栄養出納表作成に不要である
問題77	（3）	(1) 随意契約は，発注者が特定の業者を選んで随意に契約する方式で，価格変動の大きい生鮮食品や購入量が少ない食材料に適した方式である。大豆油は競争契約方式が適している／(2) 砂糖は，年間を通して使用量が多くかつ価格変動の小さい調味料のため，競争契約方式が適している／(4) 缶詰は，価格変動の小さい食品のため競争契約方式が適している／(5) 冷凍食品は，価格変動の小さい食品のため競争契約方式が適している
問題78	（4）	(1) 少量調理に比べて低い／(2) 少量調理に比べて長い／(3) 少

問題番号	解答	解　説
問題79	（1）	量調理に比べて多い (2) 検便検査は，月1回以上実施する／(3) 下痢，嘔吐，発熱などがあった時は，調理作業には従事しない／(4) 手指に化膿創がある場合には，調理には従事しない／(5) 調理着等は，毎日洗濯し，新しいものを着用する
問題80	（3）	(1) 野菜の下処理等で活用する機器であり，汚染作業区域に配置すべきである／(2) 米の洗浄で使用する機器であり，汚染作業区域に配置すべきである／(4) 加熱調理機器であり，準清潔作業区域に配置すべきである／(5) できあがった料理を保温するため等に活用する機器であり，清潔作業区域に配置すべきである

■ 総 合 力

問題番号	解答	解　説
問題81	（1）	例解(2)～(4)の食中毒病因物質も気を付けなければならないが，鯖の調理をする際は，選択肢の中では特に腸炎ビブリオに気を付けなければならない
問題82	（3）	生鮮果実の保存温度は，10℃前後である。したがって，例解(3)の9℃が適切といえる
問題83	（4）	(1) 1.5%は，汁物の塩分濃度として高すぎる。献立作成時点，あるいは調理中に，みその量やだし汁の量を間違えた可能性が高い。したがって，そのまま盛り付けるのは適切ではない／(2) 煮詰めると塩分濃度がより高くなる。また，調理時間がかかり提供時間に間に合わない，みその風味が飛ぶ，予定した汁の量が確保できない等の影響があり，ガス代等のコストもかかるため，適切ではない／(3) みそを追加すると，さらに塩分濃度が高くなる
問題84	（3）	穀類エネルギー比率が50%と設定されているので，給与栄養目標量のエネルギー2,600kcalの50%が穀類に配分されるエネルギー量である。したがって，例解(3)の1,300kcalが正しい
問題85	（1）	動物性たんぱく質比率が50%と設定されているので，給与栄養目標量のたんぱく質100.0gの50%が，動物性食品に配分されるたんぱく質量である。 $$100.0g \times 50/100 = 50.0g$$ 穀類以外の植物性食品に配分されるたんぱく質は，給与栄養目標量のたんぱく質100gから，穀類配分たんぱく質31.2gと動物性食品配分たんぱく質50.0gを引いた量である。 $$100.0g - 31.2g - 50.0g = 18.8g$$

令和3年度 栄養士実力認定試験 [解答・解説]

■ 公衆衛生学

問題番号	解答	解　説
問題1	（4）	(1) 一次予防／(2) 三次予防／(3) 一次予防
問題2	（1）	(2) 2000～2019年の累計死亡数の順位は2位。2000～2019年の各年の順位はいずれも2位／(3) 2000～2019年の累計死亡数の順位は4位。2000～2019年の各年の順位は3～5位で年により異なる／(4) 2000～2019年の累計死亡数の順位は5位。2000～2019年の各年の順位は4～5位で年により異なる／(5) 2000～2019年の累計死亡数の順位は3位。2000～2019年の各年の順位は3～4位で年により異なる
問題3	（2）	(1) 肝臓がん ── C型肝炎ウイルス／(3) 子宮頸がん ── ヒトパピローマウイルス／(4) 大腸がん ── 飲酒／(5) 乳がん ── 閉経後の肥満
問題4	（4）	(1) 市町村が窓口となって，都道府県知事・政令市長が交付／(2) 厚生労働省所管の検疫所の業務／(3) 市町村が交付

■ 社会福祉概論

問題番号	解答	解　説
問題5	（4）	(1) 保険料は，40歳から徴収される／(2) 含まれる／(3) 自立，要支援1・2，要介護1・2・3・4・5の8段階である／(5) 第2号被保険者は，40～64歳の者である
問題6	（4）	根拠法令：学校教育法

■ 解剖生理学

問題番号	解答	解　説
問題7	（3）	(1) 遅筋(赤筋)は，骨格筋であるため，横紋がみられる／(2) 速筋(白筋)は，短距離走などの無酸素運動で鍛えられ，肥大する／(4) 骨芽細胞は，骨形成を促進する
問題8	（2）	(1) エリスロポエチンは，赤血球産生を促進する／(3) 血漿たんぱく質の中で最も多いのは，アルブミンである／(4) フィブリンは，血液を凝固させる作用をもつ
問題9	（1）	(2) 横隔膜は，収縮時に下にさがり胸腔内容積が拡大して吸息

問題番号	解答	解　説
		が起こる／(3) 右気管支は，左気管支より短い／(4) ヘモグロビンは，血液中の酸素分圧が高いほど酸素と多く結合し，酸素分圧が低いと結合度は低くなる
問題10	（2）	(1) 胆汁は，肝臓で産生される／(3) 電解質の大部分は，小腸で吸収される／(4) ペプシノーゲンは，胃の主細胞から分泌される
問題11	（4）	(1) ネフロンは，腎小体と尿細管で構成される／(2) レニンの分泌は，血圧の低下により促進される／(3) 原尿中のグルコースは，尿細管でほぼ100%再吸収される
問題12	（4）	(1) バソプレシンは，水の再吸収を促進するホルモンである／(2) 副甲状腺ホルモンは，血中カルシウム濃度を上昇させる／(3) カルシトニンは，骨形成を促進する／(5) オキシトシンは，乳汁分泌を促進する。乳腺の発達や乳汁産生を促進するのは，プロラクチンである
問題13	(3)・(4)	(1) 交感神経の興奮により，排尿や排便は抑制される／(2) 交感神経の興奮により，気管支は拡張する／(5) 副交感神経の興奮により，心拍数は減少する

■ 生 化 学

問題番号	解答	解　説
問題14	（3）	(1) 不可欠(必須)アミノ酸は，9種類ある／(2) たんぱく質の四次構造は，複数のサブユニットで形成される／(4) たんぱく質の一次構造は，アミノ酸の配列順序のことである／(5) リシンは，ケト原性アミノ酸である
問題15	（2）	(1) 脂質は，水に溶けにくい生体成分である／(3) 長鎖脂肪酸は，カルボキシ基をもつ／(4) コレステロールは，エネルギー源にならない
問題16	（2）	(1) 酵素反応速度は，pHによる影響を受ける／(3) 酵素の中で，基質と結合する部位を活性中心といい，基質が結合すると触媒作用が発揮される／(4) リパーゼは，トリグリセリド(トリアシルグリセロール)を加水分解する酵素である

問題番号	解答	解　説
問題17	（4）	（1）解糖系では，基質レベルのリン酸化によりATPが生成される／（2）電子伝達系を伝達される電子は，最終的に酸素に移る／（3）脱共役たんぱく質（UCP）は，ATP生成を抑制する
問題18	（3）	（1）グリコーゲンの合成は，細胞質ゾルで行われる／（2）グリコーゲンの合成は，分枝酵素の作用により，α-1,6結合が形成される／（4）グリコーゲンの分解経路は，合成経路の逆反応ではない
問題19	（5）	（1）アミノ基転移酵素は，ビタミンB₆の補酵素型であるピリドキサールリン酸を必要とする／（2）尿素回路では，尿素の生成に伴ってATPを消費する／（3）ヒスタミンは，ヒスチジンの脱炭酸反応により生成される／（4）体たんぱく質の分解産物は，アミノ酸プールに入る
問題20	（1）	（2）2本鎖DNAの相補的塩基対は，水素結合により形成される／（3）コドンは64種類あり，そのうち3種類は終止コドンでどのアミノ酸にも対応しないので，アミノ酸をコードするコドンは61種類である／（4）DNAを構成している五炭糖は，デオキシリボースである／（5）mRNAをもとに，たんぱく質を合成することを翻訳という
問題21	（4）	（1）抗体は，B細胞より分泌される／（2）食物アレルギーは，I型アレルギーの一種である／（3）自己免疫疾患は，自己を非自己と判断し自らを攻撃することで発症する

■ 食品学総論

問題番号	解答	解　説
問題22	（4）	（1）フードマイレージは，輸入食料の総重量と輸送距離を掛け合わせて求める単位である／（2）植物は，最上位ではなく下位である／（3）環境保全が，食物連鎖を通して食の安全に影響する場合がある
問題23	（2）	でんぷんは，多数のグルコースから構成される
問題24	（2）	（1）オリゼニンは，米に含まれる／（3）ツェイン（ゼイン）は，とうもろこしに含まれる／（4）カゼインは，牛乳に含まれる／（5）ホルデインは，大麦に含まれる
問題25	（5）	（1）炭素数が多くなるほど高くなる／（2）不飽和脂肪酸は，二重結合が多いほど酸化されやすい／（3）飽和脂肪酸は，大豆油より牛脂に多く含まれる／（4）α-リノレン酸は，体内でドコサヘキサエン酸に変換される
問題26	（3）	（1）きゅうりの苦味成分 —— ククルビタシン／（2）乾しいたけのうま味成分 —— 5′-グアニル酸／（4）しょうがの辛味成分 —— ジンゲロンやショウガオール／（5）梅干しの酸味成分 —— クエン酸

■ 食品学各論（食品加工学を含む）

問題番号	解答	解　説
問題27	（5）	（1）玄米は，精白米よりビタミンB₁を多く含む／（2）上新粉は，うるち米を粉末にしたものである／（3）うるち米のでんぷんは，アミロースよりアミロペクチンが多い／（4）小麦粉の等級は，たんぱく質含量ではなく灰分含量で分類される
問題28	（3）	野菜中のシュウ酸は，カルシウムの吸収を阻害する
問題29	（1）	（2）豚肉の熟成期間は，牛肉より短い／（3）食肉の赤色は，主にミオグロビンによる／（4）亜硝酸塩は，ハムの製造時に発色剤として用いられる／（5）ドメスチックソーセージは，ドライソーセージに比べ，保存期間が短い
問題30	（5）	（1）塩辛は，自己消化酵素や微生物酵素を利用して発酵・熟成される／（2）魚油は，多価不飽和脂肪酸を含む／（3）鮮度指標であるK値が低いほど，新鮮である／（4）淡水魚の生臭さは，ピペリジン化合物の関与による。トリメチルアミンは，海水魚の魚臭の主な原因となる
問題31	（3）	（1）やし油 —— ラウリン酸／（2）大豆油 —— リノール酸／（4）ごま油 —— リノール酸とオレイン酸
問題32	（2）	ビール —— 酵母
問題33	（4）	水分活性は，食品に砂糖を添加すると低下する
問題34	（4）	（1）アレルゲン除去食品は，特別用途食品である／（2）栄養機能食品は，国への届け出の必要がない／（3）特別用途食品の表示には，消費者庁長官の許可が必要である

■ 食品衛生学

問題番号	解答	解　説
問題35	（4）	（1）食品添加物の表示は，食品表示法により義務づけられている／（2）甘味料は，物質名に用途名を併記しなければならない／（3）香料は，一括名表示が認められている
問題36	（1）	（2）ウエルシュ菌食中毒 —— カレー，シチュー／（3）腸炎ビブリオ食中毒 —— 海産魚／（4）腸管出血性大腸菌食中毒 —— 食肉／（5）サルモネラ食中毒 —— 食肉，卵
問題37	（3）	（1）アミグダリン —— 青ウメ，あんずなどの種子／（2）ソラニン —— じゃがいもの発芽部分や緑化部分／（3）シガトキシン —— オニカマスやバラフエダイ，ふぐ —— テトロドトキシン
問題38	（2）	一日摂取許容量（ADI）は，被検動物に対する毒性の現れない

問題番号	解答	解　説
		量（無毒性量）に動物と人との種差，個体差を考慮し安全率として1/100を乗じて算出される。ADIは，人が毎日，生涯食べ続けても何ら影響の現れない量で，mg/kg（体重）/日で表される
問題39	（3）	分別流通管理された非遺伝子組換え食品に表示の義務はない

■ 栄養学総論

問題番号	解答	解　説
問題40	（1）	（2）α-アミラーゼは，管腔内消化酵素である／（3）マルターゼは，膜消化酵素である／（4）ペプシンは，不活性型のペプシノーゲンとして分泌され，塩酸によって活性型のペプシンとなる／（5）胆汁には，消化酵素は含まれていない。胆汁には，界面活性作用をもつ胆汁酸などが含まれ，脂肪の乳化に重要
問題41	（4）	（1）食後は，血糖値が上昇するのでインスリン分泌が促進され，血糖値を低下させる／（2）脂肪酸は，グルコースの合成材料にならない。アセチルCoAからクエン酸回路で完全に分解されるか，肝臓でケトン体になる。グリセロールは糖新生の材料になる／（3）組織重量当たりのグリコーゲン量は，筋肉より肝臓のほうが多い／（5）糖質摂取量の増加は，ビタミンB₁必要量を増加させる。ピルビン酸をアセチルCoAへ転換するピルビン酸脱水素酵素の補酵素として必要である
問題42	（3）	吸収された中鎖脂肪酸は，リンパ管を経由せず門脈経由で肝臓内に入る
問題43	（5）	（1）生物価（生物学的評価法）とアミノ酸価（化学的評価法）は，異なる／（2）たんぱく質の栄養価は，含有する必須アミノ酸のパターンと消化吸収率で決められる／（3）窒素出納は，たんぱく質の摂取不足によって，窒素平衡維持量を下回ると，負になる／（4）たんぱく質の栄養価は，摂取する食品の組み合わせで高まる
問題44	（4）	（1）ペラグラは，ナイアシン欠乏症である。ビタミンB₁欠乏症には脚気などがある／（2）ビタミンEは，欠乏すると未熟児において溶血性貧血になる。ビタミンK欠乏では，血液の凝固が起こりにくくなる／（3）ビタミンA過剰症には，頭痛，嘔吐のほか，慢性過剰症として頭蓋内圧の亢進がみられる。ビタミンAの摂取不足は，夜盲症を生じる／（5）ビタミンCは，欠乏すると壊血病を引き起こす。ビタミンB₂の欠乏症は，口唇炎，口角炎などである
問題45	（2）	（1）体内総鉄量の約60～70％は，赤血球中に存在する／（3）ヨウ素は，甲状腺に多く含まれる／（4）銅の欠乏症は，貧血である。亜鉛の欠乏症は，味覚異常である／（5）マグネシウムは，多量元素に分類される

■ 栄養学各論（応用栄養学）

問題番号	解答	解　説
問題46	（2）	分娩から産褥までの止血に関係する血液中のフィブリノーゲン濃度は，増加し，血液凝固能は，亢進する
問題47	（4）	母乳の組成中，脂質は最も母親の食事内容の影響を受ける
問題48	（1）	母乳性黄疸と診断されても母乳を中断する必要はなく，また母親の栄養摂取を制限する必要もない
問題49	（5）	（1）皮下脂肪が増加し，丸みを帯びた体型になる／（2）急激な体重の減少は，月経異常の原因となる／（3）第二発育急進期（思春期スパート）は，女子の方が早い／（4）貧血の多くは，鉄欠乏性貧血である
問題50	（3）	（1）エストロゲンの分泌は，減少する／（2）血清HDL-コレステロール値は，減少する／（4）エストロゲンの分泌が減少して破骨細胞の活性が上昇するので，骨吸収が促進され，骨量が急激に減少する／（5）更年期障害は，男性にもみられる
問題51	（2）	（1）高音域の音は，低音域の音より聞き取りにくくなる／（3）嚥下障害は，食事摂取量の低下につながる／（4）肺活量は，低下する

■ 臨床栄養学概論

問題番号	解答	解　説
問題52	（4）	貝類は，消化がよくないので避ける
問題53	（1）	（2）たんぱく質エネルギー比率は，20％までとする／（3）炭水化物エネルギー比率は，40％未満ではたんぱく質，脂質の割合が多くなりすぎる。一般的に炭水化物は，50～60％，さまざまな食べ方を考慮しても40～60％を目安とする／（4）一定量の使用が認められている／（5）食物繊維は，1日20～25g以上とする
問題54	（2）	（1）慢性胃炎では，胃内滞留時間の短い食品を選ぶ／（3）肝硬変で腹水がある場合は，ナトリウム（食塩相当量）を制限する／（4）弛緩性便秘では，食物繊維を十分確保する
問題55	（3）	n-3系脂肪酸は，積極的に摂取する。n-3系脂肪酸の摂取を増やすことは，トリグリセリド（トリアシルグリセロール）の低下に有効で，冠動脈疾患発症の抑制が期待できる
問題56	（3）	たんぱく質制限のため，炭水化物や脂質から十分にエネルギーを摂取する
問題57	（4）	（1）血色素濃度は，低下する／（2）まぶたの結膜は，蒼白となる／（3）鉄は，体内貯蔵量が少ないと吸収率が高まる

問題番号	解答	解説

■ 栄養指導論

問題58（5） (1) 健康づくりのための休養指針／(2) 健康日本21（第二次）／(3) 健康づくりのための睡眠指針2014／(4) 対象特性別食生活指針

問題59（1） (2) スクリーニングは，計画（Plan）で行う／(3) 評価は，栄養スクリーニングから実施後に至るまで各段階で行う／(4) 栄養アセスメントは，計画（Plan）で行う

問題60（3） (1) 情報を厳選し，見やすくまとめる／(2) 食品模型（フードモデル）は，具体的な量の把握ができる／(4) パンフレットは，小冊子である／(5) ペープサートは，うちわの形をした紙人形である

問題61（3） (1) 6か月以内に行動を変える気がない／(2) 6か月以内に行動を起こす意思がある／(4) 行動を変えて6か月未満である

問題62（2） (1) 離乳初期（生後5～6か月頃）には，子どもの様子をみながら1日1回，1さじずつ始める／(3) 離乳後期（生後9～11か月頃）には，離乳食を1日3回にする／(4) 魚は，白身魚から赤身魚，青皮魚へとすすめる／(5) 牛乳を飲用として用いるのは，鉄欠乏性貧血予防の観点から1歳を過ぎてからが望ましい

問題63（4） (1) 外食の機会が多いので，メニュー選択の注意点などを指導する／(2) 簡単な朝食メニューや買い置き食品などを教えて，欠食がないよう指導する／(3) 摂取する食品に偏りが出ないように，調理済み食品の選択方法や簡単な調理技術を指導する

■ 公衆栄養学概論

問題64（2） (1) ポピュレーションアプローチは，リスクの高低にかかわらず集団全体を対象にする／(3) コミュニティとは，文化的，社会的，政治的，健康や経済的な事柄を含み，それは特定の地理的な地域を共有しない人々も結びつけている／(4) 公衆栄養活動は，一次予防，二次予防を重視している

問題65（1） (2) 350g/日以下である／(3) 有意に減少している／(4) 高齢になるほど高い

問題66（2） (1) 厚生労働省と農林水産省の2省により策定された／(3) 1日に「何」を「どれだけ」食べたらよいかを，イラストで示したものである／(4) コマのイラストは，2,200±200kcal（基本形）を想定している／(5) 1つ（SV）の基準が主材料の重量で示されているのは，「副菜」と「果物」である

問題67（5） 個人の嗜好は，特別な配慮を要しない

問題68（4） 2030年をゴールとしている

■ 調理学

問題69（5） (1) 七草がゆが，正しい。屠蘇は，正月（元旦）／(2) ひし餅，白酒などが，正しい。小豆がゆは，小正月か冬至／(3) 柏餅，ちまきが，正しい。ぼたもちは，彼岸の中日／(4) そうめんが，正しい。雑煮は，正月

問題70（3） 熱は，主に対流によって伝わる

問題71（5） (1) 繊維や筋に対し，直角に切断することで軟らかくすることができる／(2) ひき肉には，もも肉やばら肉の切れ端の他，すね肉などそのままでは食べにくい硬い部位を用いることが多い／(3) まず食塩を入れて粘りを出してから，副材料を加える／(4) コラーゲンは，茹でる，煮るなど長時間の湿式加熱でゼラチン化する

問題72（2） (1) アミノカルボニル反応により，焼き色がつきやすくなる／(3) 牛乳に含まれるカルシウムなどの塩類が，熱凝固を促進する／(4) 牛乳に含まれる塩類の影響により，ゼリー強度が高まる／(5) 牛乳中のカルシウムが，ペクチンと結合して可溶化し

にくくなるため，軟化を抑制する

問題73（1） 元の重量の約2倍になる

■ 給食管理論（給食計画論，給食実務論を含む）

問題74（4） (1) 調理従事者の給料は，直接人件費（労務費）に含まれる／(2) 細菌検査費は，間接経費に含まれる／(3) 光熱水費は，直接経費に含まれる／(5) 減価償却費は，直接経費に含まれる

問題75（5） 栄養・食事計画の設定に不要な項目である

問題76（4） 廃棄部位のある食材料の発注量計算は以下の通りである。
発注量＝（1人あたりの純使用量/可食部率）×100×予定食数
（可食部率＝100－廃棄率）
したがって，{40÷（100－15）}×100×200＝9,411g≒9.5kg

問題77（1） (2) 先に納品された食品や，期限表示の短い食品から使用することである／(3) 食品受払簿の残高確認ではなく，現物の在庫量調査を行うことである／(4) 在庫下限量を下回らないように発注する／(5) 不定期ではなく，定期的に確認する

問題78（2） 洗米時間が長くなると，砕米率が著しく高くなる。洗米時間は，3～4分が目安である

問題79（4） (1) 毎日作業開始前に，自らの健康状態を衛生管理者に報告する／(2) 月に1回以上の検便を受ける／(3) 手指等に化膿創がある場合は，調理作業に従事しない

問題80（3） (1) 栄養・食事計画を評価する帳票である／(2) 一定期間に給与した給食が給与栄養目標量や食品構成を満たしているかを評価する栄養・食事管理に関する帳票である／(4) 調理従事者の衛生管理の状態を確認する帳票である／(5) 食材料の出納を明確にし，食材料管理を的確に行うための記録簿である。原価管理を評価する帳票としても用いる

■ 総合力

問題81（4） (1) 小腸における吸収効率を考慮した経口補水液としてナトリウム：ブドウ糖（グルコース）がモル濃度比で1：1～2程度かつ低張の溶液が，広く用いられている／(2) 食塩小さじ1杯は約6gなので，水1カップ（約200mL）＋食塩小さじ1杯は約3％食塩水となり，これは高張液である。高張液の摂取はさらなる血漿浸透圧の上昇を引き起こす危険性があるため，不適切である／(3) ブドウ糖小さじ1杯は約3gなので，重量パーセント濃度で約1.5％ブドウ糖溶液となる。この溶液は水単体と比べ，小腸における水分吸収速度はほぼ変わらず，例解(4)の溶液の方が水の吸収速度は速い

問題82（3） (1) ソースによる刺激がある／(2) 衣による粘膜への刺激がある／(4) 酸味による粘膜への刺激に加え，海藻類を使用している／(5) 香辛料による刺激がある

問題83（1） (2) 離乳食開始を遅らせることによる食物アレルギー予防・改善に関するエビデンスはない／(3) 基本的には，原因食物以外の摂取を遅らせる必要はなく，医師の指示に基づいて行う／(4) 必要最小限の除去を原則とし，除去根拠の明確でない食品を念のためと除去することは避ける

問題84（1） 加熱調理後食品を冷却する場合には，食中毒菌の発育至適温度帯（約20～50℃）の時間を可能な限り短くするため，30分以内に中心温度を20℃付近（または60分以内に中心温度10℃付近）まで下げるように工夫する必要がある

問題85（4） (1) 洗浄した米の一時保管は，準清潔作業区域が適切である／(2) 野菜の洗浄は，汚染作業区域で行う／(3) 出来上がったポテトサラダの一時保管は，清潔作業区域が適切である

科目別過去問題 [解答・解説]

❶ 公衆衛生学

問題番号	解答	解説
令和4年度 (第19回)		
問題1	(3)	(1) 減少している／(2) 増加している／(4) 2020年の男性で81.56年，女性で87.71年が最も長く，90年を超えていない／(5) 減少している
問題2	(1)	国民健康・栄養調査では，男女ともに有意に減少していると評価されている
問題3	(4)	(1)「母子保健法」に基づいて交付される／(2) 市区町村が交付する／(3) 妊娠の届出により交付される／(5) 返却せず，交付を受けた者が保管する
問題4	(5)	(1)「地域保健法」に基づいて設置されている／(2) 保健所からの専門的かつ技術的な援助及び協力を積極的に求めるが，市町村長の指示の下に業務を行う／(3) センター長は，医師でなくてもよい／(4) 市町村には常勤の栄養指導員を置く義務はない。都道府県，保健所を設置する市及び特別区に置かなければならない
令和3年度 (第18回)		
問題1	(4)	(1) 一次予防／(2) 三次予防／(3) 一次予防
問題2	(1)	(2) 2000～2019年の累計死亡数の順位は2位。2000～2019年の各年の順位はいずれも2位／(3) 2000～2019年の累計死亡数の順位は4位。2000～2019年の各年の順位は3～5位で年により異なる／(4) 2000～2019年の累計死亡数の順位は5位。2000～2019年の各年の順位は4～5位で年により異なる／(5) 2000～2019年の累計死亡数の順位は3位。2000～2019年の各年の順位は3～4位で年により異なる
問題3	(2)	(1) 肝臓がん —— C型肝炎ウイルス／(3) 子宮頸がん —— ヒトパピローマウイルス／(4) 大腸がん —— 飲酒／(5) 乳がん —— 閉経後の肥満
問題4	(4)	(1) 市町村が窓口となって，都道府県知事・政令市長が交付／(2) 厚生労働省所管の検疫所の業務／(3) 市町村が交付
令和2年度 (第17回)		
問題1	(3)	(1) 二次予防／(2) 一次予防／(4) 二次予防／(5) 一次予防
問題2	(2)	(1) 集落数100/mL以下／(3) カドミウムの量に関して，0.003mg/

問題番号	解答	解説
		L以下／(4) 水銀の量に関して，0.0005mg/L以下／(5) 0.1mg/L以下
問題3	(5)	(1) ハマダラカによる媒介動物感染／(2) コガタアカイエカなどの媒介動物感染／(3) 感染したイヌ・キツネなどの咬傷など／(4) 性行為，母子感染など
問題4	(4)	(1) 保健所の業務／(2) 保健所の業務／(3) 保健所の業務
令和元年度 (第16回)		
問題1	(1)	含まれない。ただし，血清トリグリセリド (150mg/dL以上) が診断基準に含まれる
問題2	(4)	(1) 第3位／(2) 第2位／(3) 第5位／(5) 第9位
問題3	(3)	(1) 一類感染症／(2) 二類感染症／(4) 四類感染症／(5) 五類感染症。ただし，鳥インフルエンザ(H5N1とH7N9)は二類感染症，H5N1とH7N9を除く鳥インフルエンザは四類感染症，新型および再興型インフルエンザは新型インフルエンザ等感染症
問題4	(5)	(1)～(4)の出生数，死亡数，婚姻件数，離婚件数は，人口動態調査の集計で得られる
平成30年度 (第15回)		
問題1	(4)	(1) 二次予防である／(2) 二次予防である／(3) 三次予防である／(5) 三次予防である
問題2	(2)	(1) メチル水銀／(3) カドミウム／(4) 銅／(5) 硫黄酸化物
問題3	(3)	(1) 数値での一定の基準が定められている／(2) 数値での一定の基準が定められている／(4) 数値での一定の基準が定められている／(5) 数値での一定の基準が定められている
問題4	(4)	(1) 四類感染症に分類されている／(2) 四類感染症に分類されている／(3) 二類感染症に分類されている／(5) 鳥インフルエンザと新型・再興型インフルエンザを除くインフルエンザは五類感染症に分類される。H5N1とH7N9の鳥インフルエンザは二類感染症，H5N1とH7N9以外の鳥インフルエンザは四類感染症，新型・再興型インフルエンザは新型インフルエンザ等感染症に分類される
問題5	(5)	(1)「母子保健法」に基づいて交付される／(2) 返却の必要はない／(3) 市町村が交付する／(4) 妊娠の届出時に交付される

❷ 社会福祉概論

問題番号	解答	解説
令和4年度 (第19回)		
問題5	(1)	(2) 高齢者をはじめとする国民が，健康で安らかな生活を営むことができることを目的としている／(3) 2025年をめどに，構築を目指している／(4)「医療介護総合確保促進法」で示されている／(5) 自立生活の支援の目的のもと，可能な限り住み慣れた地域で暮らすことを目指している
問題6	(2)	市町村が実施する
令和3年度 (第18回)		
問題5	(4)	(1) 保険料は，40歳から徴収される／(2) 含まれる／(3) 自立，要支援1・2，要介護1・2・3・4・5の8段階である／(5) 第2号被保険者は，40～64歳の者である
問題6	(4)	根拠法令：学校教育法
令和2年度 (第17回)		
問題5	(3)	(3) 18歳未満
問題6	(2)	(1) 被保険者は，40～64歳の医療保険加入者と65歳以上の者で

問題番号	解答	解説
		ある／(3) 設置主体は，市町村である／(4) 要介護認定は，市町村が行う
令和元年度 (第16回)		
問題5	(3)	都道府県→市町村
問題6	(1)	(2) 含まれない→含まれる／(3) 金銭給付→現物給付／(4) 含まれない→含まれる／(5) 現物給付→金銭給付
平成30年度 (第15回)		
問題6	(5)	がん保険は任意保険である
問題7	(4)	(1) 20歳未満ではなく，18歳未満としている／(2) 3人以上の児ではなく，障害児を養育している父母に支給される／(3) 学習についての相談ではなく，福祉についての相談に応じる／(5) 減少傾向ではなく，増加傾向にある
問題8	(4)	(1) 都道府県ではなく，市町村が行う／(2) 60歳以上ではなく，65歳以上である／(3) 25歳以上ではなく，40歳以上である／(5) 都道府県ではなく，市町村である

③ 解剖生理学

問題番号	解答	解 説

問題7（1） (2) リソソームは，老廃物の分解を行う場である／(3) リボソームは，たんぱく質合成の場である／(4) ゴルジ体は，小胞体で合成されたたんぱく質を修飾する場である

問題8（4） (1) 破骨細胞は，骨吸収を促進する／(2) エストロゲンは，骨吸収を抑制する／(3) 健常者の骨は，有機成分（約30％）より無機成分（約70％）を多く含む

問題9（3） (1) 外呼吸は，酸素と二酸化炭素を交換する／(2) 呼吸が抑制されると，血液は酸性に傾く／(4) 右肺は3葉，左肺は2葉からなる

問題10（5） 胆汁は，肝臓で産生される

問題11（3） (1) 健常者の原尿は，1日に120～180 L生成される／(2) 右腎は，左腎よりもやや低い位置にある／(4) 腎臓と膀胱をつなぐ管を，尿管という

問題12（2） (1) 副甲状腺ホルモン（パラトルモン）は，血中カルシウム濃度を上昇させるホルモンである／(3) バソプレシンは，血圧を上昇させるホルモンである／(4) インスリンは，血糖値を下降させるホルモンである／(5) カルシトニンは，血中カルシウム濃度を低下させるホルモンである

問題13（3） (1) 末梢神経系は，脳と脊髄などの中枢神経系以外の神経からなる／(2) 自律神経系は，交感神経と副交感神経からなる／(4) 呼吸中枢は，延髄にある

問題7（3） (1) 遅筋（赤筋）は，骨格筋であるため，横紋がみられる／(2) 速筋（白筋）は，短距離走などの無酸素運動で鍛えられ，肥大する／(3) 骨芽細胞は，骨形成を促進する

問題8（2） (1) エリスロポエチンは，赤血球産生を促進する／(3) 血漿たんぱく質の中で最も多いのは，アルブミンである／(4) フィブリンは，血液を凝固させる作用をもつ

問題9（1） (2) 横隔膜は，収縮時に下にさがり胸腔内容積が拡大して吸息が起こる／(3) 右気管支は，左気管支より短い／(4) ヘモグロビンは，血液中の酸素分圧が高いほど酸素と多く結合し，酸素分圧が低いと結合度は低くなる

問題10（2） (1) 胆汁は，肝臓で産生される／(3) 電解質の大部分は，小腸で吸収される／(4) ペプシノーゲンは，胃の主細胞から分泌される

問題11（4） (1) ネフロンは，腎小体と尿細管で構成される／(2) レニンの分泌は，血圧の低下により促進される／(3) 原尿中のグルコースは，尿細管ではほぼ100％再吸収される

問題12（4） (1) バソプレシンは，水の再吸収を促進するホルモンである／(2) 副甲状腺ホルモンは，血中カルシウム濃度を上昇させる／(3) カルシトニンは，骨形成を促進する／(5) オキシトシンは，乳汁分泌を促進する。乳腺の発達や乳汁産生を促進するのは，プロラクチンである

問題13（3）・（4） (1) 交感神経の興奮により，排尿や排便は抑制される／(2) 交感神経の興奮により，気管支は拡張する／(5) 副交感神経の興奮により，心拍数は減少する

問題7（1） (2) リソソームは，加水分解酵素を多く含み，不要な物質を分解処理する場である／(3) 核は，DNAを保存する場である／(4) リボソームは，たんぱく質合成の場である

問題8（4） (1) 右房室弁が三尖弁，左房室弁が僧帽弁（二尖弁）である／(2) 心筋は，横紋筋で不随意筋である／(3) 心拍数は，副交感神経の興奮により減少する

問題9（5） (1) 唾液には，唾液アミラーゼやムチンが含まれる。トリプシンは含まれない／(2) 胃液には，ペプシンが含まれる。アミラーゼは含まれない／(3) 膵液には，アミラーゼ，トリプシン，リパーゼ等が含まれる。ペプシンは含まれない／(4) 胆汁と膵液は，十二指腸の大十二指腸乳頭から排出される

問題10（3） (1) 膀胱や尿管の粘膜上皮は，移行上皮である／(2) 糸球体は腎動脈が細分化したもので，その中を流れている血液は動脈血である／(4) 赤血球，白血球および血小板などの血液細胞は，糸球体では濾過されない

問題11（1） (2) 受精は，卵管膨大部で起こる／(3) 月経では，増殖した子宮の機能層が基底層から剥離して，出血とともに体外に排出される／(4) 基礎体温は，黄体期に上昇する

問題12（2） (1) カルシトニンは，甲状腺から分泌される／(3) アドレナリンは，副腎髄質から分泌される／(4) バソプレッシンは，尿量を減

少させる

問題13（3） (1) 副交感神経の神経伝達物質は，アセチルコリンである／(2) シナプスでは，興奮は一方向性に伝えられる／(4) 摂食の中枢は，視床下部にある

問題7（2） (1) 細胞膜の二重膜層は，リン脂質である／(3) 膜表面にリボソームが付着しているのは，粗面小胞体である。滑面小胞体には，付着していない／(4) ゴルジ体の働きは，たんぱく質の糖の付加や修飾である／(5) ミトコンドリアの働きは，エネルギーの産生である

問題8（2） (1) 骨組織の有機成分の90％は，コラーゲンたんぱく質である／(3) 肘関節は蝶番関節である。また，肘関節は車軸関節でもある。球関節は肩関節や股関節の関節である／(4) 破骨細胞は，骨吸収に関与する。／(5) 更年期におけるエストロゲンの減少は，骨吸収を促進する

問題9（4） (1) 健常者の血液のpHは，7.40（±0.05）である／(2) 血漿からフィブリノーゲンを除いたものが，血清である／(3) 白血球の中で最も多いのは，好中球である／(5) 血小板は，無核の細胞である

問題10（2） (1) 右肺は，上中下の3葉に，左肺は，上下の2葉に分かれている／(3) 喉頭は，咽頭と気管の間にある／(4) 吸息時は，横隔膜と外肋間筋が収縮し胸郭が広がる／(5) 呼吸中枢は，延髄にある

問題11（1） (2) 胃酸は，胃腺の壁細胞から分泌される／(3) 粘液は，副細胞から分泌される／(4) ガストリンは，壁細胞に作用し，胃酸の分泌を促す／(5) 胃の入口は，噴門である

問題12（1） (2) アルドステロンの分泌により，遠位尿細管でナトリウムの再吸収が促進し，逆にカリウムの再吸収が抑制される／(3) 原尿の1日の生成量は約180 Lで，その99％は再吸収される。尿としての排泄は原尿の約1％である／(4) レニン・アンジオテンシン・アルドステロン系の作用により，血圧は上昇する／(5) 腎臓と膀胱の間をつなぐ管は，尿管である

問題13（1） (2) 交感神経が優位に働くと，消化液の分泌は抑制する／(3) 交感神経が優位に働くと，排尿は抑制する／(4) 副交感神経が優位に働くと，心拍数は低下する／(5) 副交感神経が優位に働くと，気管支は収縮する

問題9（3） (1) 全身に血液を送り出す左心室は，右心室よりも壁が厚い／(2) 心筋層は心内膜，心筋層，心外膜の3層構造である／(4) 三尖弁は右心房と右心室の間，左心房と左心室の間には僧帽弁がある／(5) 心臓のペースメーカーは，右心房の洞房結節である

問題10（2） (1) 血液の約45％が血球（細胞成分）で，約55％が血漿（液体成分）である／(3) エリスロポエチンは腎臓から分泌され，赤血球産生を促進する／(4) 血清は血漿中よりフィブリノーゲンなど，いくつかの物質を除いたものである／(5) 赤血球の寿命は約120日である

問題11（2） (1) 食道の筋層は，上部1/3は横紋筋，下部1/3は平滑筋より中間部は横紋筋と平滑筋が混在する／(3) 胃の筋層は，斜走筋，輪走筋，縦走筋の3層の平滑筋からなる／(4) 小腸は，十二指腸とそれに続く空腸と回腸からなる／(5) 肛門側にあるのは直腸である

問題12（2） (1) 膵液と胆汁は，十二指腸の大十二指腸乳頭から排出される／(3) 唾液には，唾液アミラーゼとムチンが含まれる。トリプシンは，膵液に含まれる／(4) 胃液には，ペプシンが含まれる。アミラーゼは，唾液と膵液に含まれる／(5) 胆汁は，肝臓で生成され，胆嚢に貯蔵される

問題13（1） (2) 余分な電解質は，尿の成分として排泄される。100％再吸収されるのは，グルコース，アミノ酸，ビタミンなどの再利用可能な物質／(3) 腎糸球体で濾過された原尿の約99％が，再吸収される／(4) 血中のたんぱく質や血球は，腎糸球体で濾過されない（されてもごく微量）。したがって，積極的に再吸収されない／(5) 老廃物は，腎動脈よりも腎静脈のほうが少ない

問題14（5） (1) 卵胞期に，子宮内膜が増殖する／(2) 排卵は，黄体形成ホルモンの急激な分泌増加で誘発される／(3) 妊娠中は，卵胞刺激ホルモンの分泌が抑制される／(4) 排卵後に，卵胞は黄体になる

問題15（3） (1) 中枢神経系は脳と脊髄から，末梢神経系は脳神経と脊髄神経から，構成される／(2) 交感神経は，血圧を上昇させる／(4) 呼吸中枢は，脳幹の延髄にある／(5) 食欲（摂食）調節の中枢は，視床下部の外側核（摂食中枢）と腹内側核（満腹中枢）にある

④ 生 化 学

問題番号	解答	解　説

問題14（4）
(1) 体たんぱく質を構成するアミノ酸は，光学異性体のないグリシン以外は，L型アミノ酸である／(2) α-ヘリックスは，たんぱく質の二次構造である／(3) ロイシンはケト原性アミノ酸である。ケト原性アミノ酸には，ロイシン，リシン，イソロイシン，トリプトファン，フェニルアラニン，チロシンが含まれるが，ロイシンとリシン以外は，糖原性アミノ酸でもある

問題15（3）
(1) ガラクトースは，六炭糖である／(2) グルコースは，アルドースである／(4) アミロペクチンは，分岐構造をもつ

問題16（1）
(2) コレステロールエステルは，単純脂質である／(3) リン脂質は，両親媒性である／(4) 胆汁酸は，食事中の脂質とミセルを形成し，その吸収を促進する

問題17（4）
(1) 酵素活性は，pHの影響を受ける／(2) 律速酵素は，代謝系のなかで最も遅い反応を触媒する酵素である／(3) ミカエリス定数（Km）が大きい酵素は，基質との親和性が低い

問題18（3）
(1) ペントースリン酸回路では，ATPを生じることはない。グルコースは，解糖系，クエン酸回路，電子伝達系で代謝され，ATPを生じる／(2) 解糖系では，1分子のグルコースから2分子のピルビン酸を生じる／(4) グルカゴンは，肝臓においてグリコーゲン分解を促進する

問題19（2）
(1) β酸化は，ミトコンドリアマトリックスで行われる／(3) キロミクロンは，小腸粘膜上皮細胞から分泌され，リンパ管を経て血中に入る／(4) コレステロールは，体内で合成できる

問題20（3）
(1) アミノ基転移酵素は，補酵素としてビタミンB₆が必要である／(2) アミノ基転移反応では，アンモニアは生じない／(4) 体たんぱく質の分解で生成したアミノ酸は，体たんぱく質の合成に再利用される

問題21（1）
(2) mRNAは，コドンをもつ／(3) 転写は，核内で行われる／(4) チミンは，DNAを構成する塩基の一つである

問題14（3）
(1) 不可欠（必須）アミノ酸は，9種類ある／(2) たんぱく質の四次構造は，複数のサブユニットで形成される／(4) たんぱく質の一次構造は，アミノ酸の配列順序のことである／(5) リシンは，ケト原性アミノ酸である

問題15（2）
(1) 脂質は，水に溶けにくい生体成分である／(3) 長鎖脂肪酸は，カルボキシ基をもつ／(4) コレステロールは，エネルギー源にならない

問題16（2）
(1) 酵素反応速度は，pHによる影響を受ける／(3) 酵素の中で，基質と結合する部位を活性中心といい，基質が結合すると触媒作用が発揮される／(4) リパーゼは，トリグリセリド（トリアシルグリセロール）を加水分解する酵素である

問題17（4）
(1) 解糖系では，基質レベルのリン酸化によりATPが生成される／(2) 電子伝達系を伝達される電子は，最終的に酸素に移る／(3) 脱共役たんぱく質（UCP）は，ATP生成を抑制する

問題18（3）
(1) グリコーゲンの合成は，細胞質ゾルで行われる／(2) グリコーゲンの合成は，分枝酵素の作用により，α-1,6結合が形成される／(4) グリコーゲンの分解経路は，合成経路の逆反応ではない

問題19（5）
(1) アミノ基転移酵素は，ビタミンB₆の補酵素型であるピリドキサールリン酸を必要とする／(2) 尿素回路では，尿素の生成に伴ってATPを消費する／(3) ヒスタミンは，ヒスチジンの脱炭酸反応により生成される／(4) 体たんぱく質の分解産物は，アミノ酸プールに入る

問題20（1）
(2) 2本鎖DNAの相補的塩基対は，水素結合により形成される／(3) コドンは64種類あり，そのうち3種類は終止コドンでどのアミノ酸にも対応しないので，アミノ酸をコードするコドンは61種類である／(4) DNAを構成している五炭糖は，デオキシリボースである／(5) mRNAをもとに，たんぱく質を合成することを翻訳という

問題21（4）
(1) 抗体は，B細胞より分泌される／(2) 食物アレルギーは，I型アレルギーの一種である／(3) 自己免疫疾患は，自己を非自己と判断し自らを攻撃することで発症する

問題14（2）
(1) たんぱく質は，L型のアミノ酸で構成されている／(3) グルタミン酸は，必須（不可欠）アミノ酸ではない／(4) 糖新生に使用されるアミノ酸は，糖原生アミノ酸である／(5) アスパラギンは，中性アミノ酸に分類されている

問題15（1）
(2) グルコースは，アルデヒド基を持つアルドースである／(3) ラクトースの構成単糖は，ガラクトースとグルコースである／(4) アミロースは，α-1,4-グリコシド結合を持つ

問題16（4）
(1) ヒトは，オレイン酸を合成できる／(2) トリアシルグリセロールは，単純脂質である／(3) アラキドン酸は，n-6系多価不飽和脂肪酸である

問題17（5）
(1) ホロ酵素は，アポ酵素と補酵素などの補因子からなる／(2) アイソザイムは，一次構造は異なるが，同じ反応を触媒する複数の酵素である／(3) ミカエリス定数（Km）は最大反応速度の1/2の反応速度を示すときの基質濃度であるため，Km値が大きいほど，酵素と基質の親和性が低い／(4) ペプシンの最適pH（至適pH）は2前後であり，酸性領域にある

問題18（3）
(1) 解糖系の代謝は，細胞質基質で起こる／(2) ATPの生成は，異化の過程で起こる。一方，同化はATPを利用して簡単な構造の化合物から複雑な構造の化合物をつくる過程である／(4) 酸化的リン酸化の過程では，H⁺イオンの濃度勾配を利用してATPが合成される

問題19（2）
(1) ヒト体内では，脂肪酸に二重結合は導入される／(3) 脂肪酸のβ酸化は，ミトコンドリアのマトリックスで行われる／(4) β酸化は，脂肪酸をアセチルCoAに分解する過程である

問題20（3）
(1) ヌクレオチドは五炭糖，塩基，リン酸からなる／(2) DNAにおいて，アデニンの相補的塩基はチミンである／(4) DNAの塩基配列情報をmRNAに変換することを転写という／(5) アデニンは，プリン塩基である

問題21（1）
(2) B細胞は，液性免疫を担う／(3) 免疫グロブリンは，H鎖とL鎖の4本のポリペプチド鎖からなる／(4) IgMは，感染の初期に血中濃度が上昇する

問題14（1）
(2) 酵素反応速度は，pHによる影響を受ける。それぞれの酵素ごとに最大の活性を示すpHである最適pHがある／(3) 補酵素は，ほとんどがビタミンからなる／(4) アイソザイムは，一次構造が異なる

問題15（3）
(1) AMPは，高エネルギーリン酸結合は持たない。ADPとATPは，高エネルギーリン酸化合物である／(2) 電子伝達系では，酸化的リン酸化によりATPが合成される。解糖系は，基質準位のリン酸化によりATPが合成される／(4) 低分子から高分子化合物をつくるのは同化である。異化とは，高分子化合物が分解されて低分子となることである

問題16（5）
(1) ヌクレオシドにリン酸が結合したものが，ヌクレオチドである／(2) DNAにおけるアデニンの相補的塩基は，チミンである。RNAにおいては，アデニンの相補的塩基はウラシルである／(3) DNAは，二重らせん構造である／(4) 複製とは，DNAから全く同じDNAをつくる過程である。転写とは，DNAを鋳型としてmRNAを合成することである

問題17（2）
(1) アミノ基転移反応では，アミノ酸のアミノ基がケト酸に転移される／(3) ロイシンは，ケト原性アミノ酸である／(4) トリプトファンは不可欠アミノ酸（必須アミノ酸）である

問題18（3）
(1) IgEは，I型アレルギーを引き起こす／(2) 抗原という／(4) マクロファージは食作用・抗原提示を行う。免疫グロブリンを産生するのは，B細胞（抗体産生細胞）である／(5) T細胞は，胸腺で分化成熟する

問題19（5）
(1) 不飽和脂肪酸の炭素鎖には，二重結合がある／(2) 炭素数20の脂肪酸である／(3) n-6系列である／(4) エステル結合である

問題20（3）
(1) ミトコンドリア内で行われる／(2) 脂肪酸合成酵素は，細胞質基質に存在する／(4) NADPHが必要である

問題21（3）
(1) 20種類である／(2) ペプチド結合である／(4) 単糖類である／(5) ケトースである

問題16（4）
(1) 細胞膜の主成分は，リン脂質である／(2) ミトコンドリアで行われるのは，ATPの合成等である。たんぱく質の合成は，リボソームで行われる／(3)（滑面）小胞体にはリン脂質合成系などがある。クエン酸回路が存在するのは，ミトコンドリアである／(5) リボソームではたんぱく質の合成が行われる。ATPの合成は行わない

問題17（2）
(1) アスパラギン酸は，酸性アミノ酸である／(3) トリプトファンは，芳香族アミノ酸であり，側鎖に分岐（枝）はない／(4) セリンは，非必須アミノ酸である／(5) ロイシンは，糖原性アミノ酸ではなくケト原性アミノ酸である

問題18（5）
(1) 酵素は化学反応の活性化エネルギーを低くする／(2) アミラーゼは，分解酵素の一種である／(3) アイソザイムは，異なるたんぱく質でありながら，同一の反応を触媒する酵素である／(4) ラクターゼは，乳糖（ラクトース）を分解する

問題19（1）
(2) フルクトース（果糖）は，六炭糖である／(3) アミロースには，β-1,4-グリコシド結合ではなくα-1,4-グリコシド結合が

問題番号	解答	解 説
		存在する／(4) デオキシリボースは，RNAではなくDNAの構成糖である／(5) グルコース（ブドウ糖）は，六炭糖である
問題20	(1)	(2) 解糖系では，1分子のグルコースが2分子のピルビン酸または乳酸となる／(3) 五炭糖リン酸経路（ペントースリン酸経路）では，補酵素としてNADPが使われる／(4) 糖新生は，筋肉細胞内では進まず，肝細胞などで進む／(5) β-酸化（脂肪酸分解）は，ミトコンドリア内で進む
問題21	(5)	(1) アミノ酸のアミノ基はエネルギー源に利用できない／(2) アミノ基転移反応では，ビタミンB₆由来のPLPという補酵素が必要である／(3) 尿中尿素の排泄量は，食事に影響される。たんぱく質を多く摂取すると窒素排泄量は多くなる／(4) アラニン

問題番号	解答	解 説
		は，糖新生に利用できる
問題22	(3)	(1) ヌクレオシドは，塩基と糖から構成されており，リン酸は含まれない／(2) RNA塩基にはチミンはなく，ウラシルがある／(4) DNAを鋳型としてm-RNAを合成するのは，複製ではなく転写である／(5) t-RNAには，アンチコドンが存在し，コドンはm-RNAに存在する
問題23	(1)	(2) 抗原の侵入により，抗体が生産されるのは，獲得免疫である／(3) 自然免疫には，マクロファージや好中球が免疫担当細胞として関与する／(4) B細胞は，骨髄で分化増殖する／(5) 食物アレルギーは，免疫が関与する。IgEが関与する

❺ 食品学総論

問題番号	解答	解 説
令和4年度（第19回）		
問題22	(4)	(1) カビの方が低い／(2) 中間水分食品は，一般的に水でもどす必要がない／(3) 食品を砂糖漬けすると，水分活性は低くなる
問題23	(2)	(1) β型が，α型より甘味が強い／(3) スクロースは，非還元糖である／(4) ラクトースは，還元糖である
問題24	(1)	(2) アミノ酸スコアは，たんぱく質の栄養価を化学的に評価する指標で，消化・吸収性を考慮しない／(3) たんぱく質の変性は，酸で起こる／(4) 等電点で低くなる
問題25	(3)	(1) n-6系多価不飽和脂肪酸である／(2) 酸化を受けやすい／(4) 魚油の融点は，牛脂より低い／(5) 光で促進される
問題26	(5)	鶏卵は，ビタミンCをほとんど含まない
令和3年度（第18回）		
問題22	(4)	(1) フードマイレージは，輸入食料の総重量と輸送距離を掛け合わせて求める単位である／(2) 植物は，最上位ではなく下位である／(3) 環境保全が，食物連鎖を通して食の安全に影響する場合がある
問題23	(2)	でんぷんは，多数のグルコースから構成される
問題24	(2)	(1) オリゼニンは，米に含まれる／(3) ツェイン（ゼイン）は，とうもろこしに含まれる／(4) カゼインは，牛乳に含まれる／(5) ホルデインは，大麦に含まれる
問題25	(5)	(1) 炭素数が多くなるほど高くなる／(2) 不飽和脂肪酸は，二重結合が多いほど酸化されやすい／(3) 飽和脂肪酸は，大豆油より牛脂に多く含まれる／(4) α-リノレン酸は，体内でドコサヘキサエン酸に変換される
問題26	(3)	(1) きゅうりの苦味成分 —— ククルビタシン／(2) 乾しいたけのうま味成分 —— 5′-グアニル酸／(4) しょうがの辛味成分 —— ジンゲロンやショウガオール／(5) 梅干しの酸味成分 —— クエン酸
令和2年度（第17回）		
問題22	(1)	(2) ビタミンC成分量は，還元型と酸化型，両者の合計量で示してある／(3)「―」は，未測定であることを示す／(4) 食物繊維は，炭水化物の成分値に含まれる
問題23	(3)	(1) 水分活性0.2未満と0.6以上では，脂質の酸化が促進される／(2) 水分活性は，0～1.0の間の値をとる／(4) 中間水分食品は，褐変が起こりやすい／(5) 水分活性は，結合水が少なくなると高くなる
問題24	(4)	(1) ラクトースではなく，マルトースである／(2) マルトースではなく，スクロースである／(3) フルクトースではなく，ラクトースである
問題25	(5)	(1) ビタミンA含量（レチノール含量）は，卵白が0μg，卵黄が470μgであり，卵黄のほうが多い／(2) ビタミンD含量は，生しいたけ（菌床栽培，生）が0.4μg，乾しいたけ（乾）が12.7μgであり，乾しいたけのほうが多い／(3) ビタミンK含量は，大豆（国産，黄大豆，乾）が18μg，糸引き納豆が600μgであり，糸引き納豆のほうが多い／(4) ビタミンC含量は，ほうれんそう（葉，通年平均，ゆで）が19mg，ほうれんそう（葉，通年平均，
		生）が35mgであり，生のほうが多い
問題26	(4)	(1) ルテイン —— 緑葉，かぼちゃ，卵黄，とうもろこし／(2) カプサンチン —— とうがらし／(3) ナスニン —— なす
令和元年度（第16回）		
問題22	(1)	(2) 地産地消は，フードマイレージを減少する／(3) 地産地消は，食料自給率の向上につながる／(4) 消費者庁の定義では，食品ロスとは，まだ食べられるのに廃棄される食品のことである。1日程度賞味期限切れした食品はまだ食べられるので，食品ロスは増加する／(5) 廃棄率の記述である。食品ロス率とは，食品ロス量を食品使用量で除した値である
問題23	(5)	(1) 五訂日本食品標準成分表より5年ごとに改訂され，2015年より毎年追補が発行されている／(2) 食品は18群に分けられ収載されている／(3) 食品には5桁の食品番号が付けられている／(4) 成分値は可食部100g当たりの数値である
問題24	(2)	グリコーゲンは，動物性貯蔵多糖類であり，エネルギー源となる
問題25	(1)	(2) 魚油は不飽和度が高く，熱に対して不安定で酸化されやすい／(3) パーム油はアブラヤシの果実（果肉）から抽出される植物性油脂である／(4) 牛脂をヘット（ビーフタロー）という
問題26	(5)	(1) 抑制効果（別名：相殺効果）／(2) 対比効果／(3) 抑制効果（別名：相殺効果）／(4) 変調効果
平成30年度（第15回）		
問題24	(3)	(1) 一般成分とは水分，たんぱく質，脂質，炭水化物，灰分である／(2) 食物繊維はヒトの消化酵素で消化されない食品中の難消化性成分の総体であり，吸収されない成分ではない／(4) アルコールのエネルギー換算係数は，7.1kcal/gである／(5) 食塩相当量の表示単位はgである
問題25	(5)	(1) スクロースは，砂糖の主成分である。水あめの主成分は，マルトースである／(2) はちみつの主成分は，水，フルクトース，グルコースなどである。ラクトースは人乳や牛乳に含まれる／(3) セルロースは，直鎖状の分子構造をもつ／(4) てんぐさには寒天（アガロース，アガロペクチン）が含まれる。カラゲナンはスギノリ目の紅藻類に含まれる
問題26	(2)	(1) 納豆には，ビタミンAは含まれない／(3) 鶏卵には，ビタミンCは含まれない／(4) だいこんには，ビタミンDは含まれない／(5) たまねぎには，ビタミンKはほとんど含まれない
問題27	(3)	(1) シュウ酸はカルシウムの吸収を阻害する／(2) ナトリウムは，肉加工品，魚介類，海藻類や調味料などに多く含まれ，植物性食品には少ない／(4) 食肉，赤身魚肉のマグネシウム含量は少ない。藻類や種実類で多い／(5) バターや卵黄のカリウム含量は低く，野菜，藻類で多い
問題28	(4)	(1) きゅうりの苦味成分は，ククルビタシンである。フムロンは，ビールの苦み成分／(2) グレープフルーツの苦味成分は，ナリンギンである。ククルビタシンは，きゅうりの苦み成分／(3) トウガラシの辛味成分は，カプサイシンである。ピペリンは，こしょうの辛味成分／(5) コンブのうま味成分は，グルタミン酸ナトリウムである。コハク酸は，貝類のうま味成分

⑥ 食品学各論（食品加工学を含む）

問題番号	解答	解　説

■ 令和4年度（第19回）

問題27（4） (1) ポリフェノールオキシダーゼの作用による／(2) チロシンによる／(3) ククルビタシンである

問題28（2） (1) 玄米は、精白米よりもビタミンB₁含量が多い／(3) 強力粉は、薄力粉よりたんぱく質含量が多い／(4) 二条大麦が、主にビールの原料に利用される／(5) ツェインである

問題29（3） 油中水滴型（W/O型）エマルションである

問題30（1） イノシン酸である

問題31（3） (1) 人工的に低酸素・高二酸化炭素の状態にして、青果物の保存性を高める方法である／(2) じゃがいもの発芽抑制には、γ線照射が行われている／(4) 燻煙には、食品の保存性を高める作用があり、それ以外に風味付与効果などがある

問題32（2） 主成分は、グルコマンナンである

問題33（4） (1) 鉄は、赤血球を作るのに必要な栄養素です。また、味覚を正常に保つのに必要な栄養素は、亜鉛である／(2) ビタミンAは、夜間の視力の維持を助ける栄養素です。ビタミンAは、皮膚や粘膜の健康維持を助ける栄養素です。また、骨や歯の形成に必要な栄養素は、カルシウムである／(3) ビタミンDは、腸管でのカルシウムの吸収を促進し、骨の形成を助ける栄養素です。また、正常な血液凝固能を維持する栄養素は、ビタミンKである

問題34（1） (2) 食物繊維は、表示が推奨されている栄養成分である／(3) 1食分当たりで栄養成分量を表示することは、認められている。また、100g当たりや、100mL当たりの量も表示することができる／(4) 熱量および栄養成分の表示の順番は、決まっている

■ 令和3年度（第18回）

問題27（5） (1) 玄米は、精白米よりビタミンB₁を多く含む／(2) 上新粉は、うるち米を粉末にしたものである／(3) うるち米のでんぷんは、アミロースよりアミロペクチンが多い／(4) 小麦粉の等級は、たんぱく質含量ではなく灰分含量で分類される

問題28（3） 野菜中のシュウ酸は、カルシウムの吸収を阻害する

問題29（1） (2) 豚肉の熟成期間は、牛肉より短い／(3) 食肉の赤色は、主にミオグロビンによる／(4) 亜硝酸塩は、ハムの製造時に発色剤として用いられる／(5) ドメスチックソーセージは、ドライソーセージに比べ、保存期間が短い

問題30（5） (1) 塩辛は、自己消化酵素や微生物酵素を利用して発酵・熟成される／(2) 魚油は、多価不飽和脂肪酸を含む／(3) 鮮度指標であるK値が低いほど、新鮮である／(4) 淡水魚の生臭さは、ピペリジン化合物の関与による。トリメチルアミンは、海水魚の魚臭の主な原因となる

問題31（3） (1) やし油 ── ラウリン酸／(2) 大豆油 ── リノール酸／(4) ごま油 ── リノール酸とオレイン酸

問題32（2） ビール ── 酵母

問題33（4） 水分活性は、食品に砂糖を添加すると低下する

問題34（4） (1) アレルゲン除去食品は、特別用途食品である／(2) 栄養機能食品は、国への届け出の必要がない／(3) 特別用途食品の表示には、消費者庁長官の許可が必要である

■ 令和2年度（第17回）

問題27（5） (1) 渋がきのタンニンは、水溶性から不溶性に変化すると渋味を感じない／(2) エチレンは、果実の追熟を促進する／(3) りんごは、仁果類である／(4) いちごの赤色は、アントシアニン色素である

問題28（2） (1) たまねぎは、茎菜類である／(3) ククルビタシンではなく、ホモゲンチジン酸である／(4) 緑色素クロロフィルは、脂溶性である

問題29（1） (2) アルファ化米のでんぷんは、糊化（アルファ化）した状態で存在する／(3) 上新粉は、うるち米を粉末にしたものである／(4) ビーフンは、うるち米を原料に水に浸漬後、水挽きし、押し出し器を用いて麺状に押し出して加熱、乾燥させたものである

問題30（5） 卵白には、ビタミンCが含まれない

問題31（3） (1) ロングライフミルク（LL牛乳）は、牛乳を超高温瞬間殺菌処理し、殺菌済みのラミネート容器に無菌充填、密封・包装したものである／(2) 牛乳には、低級脂肪酸（短鎖脂肪酸）が含まれている／(4) ナチュラルチーズの多くは、微生物によって発酵熟成される。カビや細菌により発酵させることで、たんぱく質や脂質などが一部分解し、特有の風味を持つようになる

問題32（5） (1) 赤身魚のほうが多い／(2) いか・たこ類は、頭足類（軟体動物）である／(3) ミオグロビンではなく、アスタキサンチンによるものである／(4) 腹部のほうが脂質含量が多く、脂がのっている

問題33（2） (1) 殺菌ではなく滅菌／(3) 一般的に、パーシャルフリージング（−3℃付近での貯蔵）は食品の細胞を損傷しにくいため、通常の緩慢冷凍よりたんぱく質の変性や鮮度の変化が少ない。ただし、食品（一部の魚など）によっては、パーシャルフリージングのほうがたんぱく質の変性が進むことも知られており、注意が必要である／(4) 酸素を減らし、二酸化炭素を増やす／(5) 嫌気性細菌に対してほとんど効果がない

問題34（3） 消費期限は、通常、製造日を含めて5日程度で品質が劣化する食品が対象となる

■ 令和元年度（第16回）

問題27（2） (1) 大豆のたんぱく質は、グロブリン系のグリシニンである／(3) 大豆にはたんぱく質分解酵素（トリプシン）の阻害物質が含まれているが、促進物質は含まれない／(4) 大豆の炭水化物はスクロース、ラフィノース、スタキオースなどのオリゴ糖で、でんぷんはほとんど含まれない／(5) スタキオースは四糖類で乳化作用はない。大豆に含まれるリン脂質（主にレシチン）は乳化剤として利用される

問題28（3） うどんの製造には、中力粉が使用される

問題29（2） (1) 栄養機能食品には、疾病リスクの低減表示はできない。特定保健用食品には、表示可能なものもある／(3) 規格基準を満たしていれば、国への許可申請や届出は必要ない（規格基準型）／(4) 当該栄養成分の機能表示はできるが、機能性表示食品（届出制）ではない

問題30（5） (1)～(4)は誤り。2015年に施行された食品表示法では、義務表示項目は熱量、たんぱく質、脂質、炭水化物、食塩相当量の5項目が指定され、この順に表示するよう定めている

問題31（3） (1) カゼインが最も多く、乳たんぱく質の80%である／(2) 乳糖は、人乳に約7.2%、牛乳に約4.7%含まれる／(4) 牛乳のカルシウム吸収率は約30%と高い。例えば、ほうれん草は約5%と低い／(5) 牛乳は、食品標準成分表に記載されるすべてのビタミンを含む

問題32 解なし (2) 大麦の麦芽中に含まれるアミラーゼが、糖化を行う。カビは使用しない／(3) 塩納豆はこうじカビを用いて作る。納豆菌は糸引納豆の製造で用いる／(5) りんご酢は醸造酢に分類される（注）正解は(4)としていたが、(1)も正解となる可能性があり、不適切問題であるため解なしとした

問題33（5） たんぱく質の変性は、酵素ではなくpH（アルカリ性）の変化による

問題34（3） 卵白の主要たんぱく質は、オボアルブミンである

■ 平成30年度（第15回）

問題29（3） (1) カキの渋みは、可溶性のタンニンによる／(2) 果実類は、低温では甘味度の強いβ型のフルクトース割合が増え、甘味が増す／(4) オレンジの酸味は、有機酸（クエン酸など）に由来する／(5) 皮をむいたリンゴの褐変は、酵素が関わる酵素的褐変である。アミノカルボニル反応では、酵素は関わらない

問題30（2） (1) 無洗米は、精白米から肌糠を除去した米である。七分つき米は、玄米から糠の70%を除いた米である／(3) もち米のでん粉は、アミロペクチンが100%である／(4) そば粉のたんぱく質は、グルテンを形成しない／(5) 薄力粉は、軟質小麦を原料とする。硬質小麦からは強力粉が作られる

問題31（1） (2) 根菜類 ── ごぼう、にんじん、だいこん／(3) 果菜類 ── きゅうり、トマト、かぼちゃ／(4) 茎菜類 ── アスパラガス、うど、たけのこ／(5) 花菜類 ── ブロッコリー、カリフラワー、みょうが

問題32（5） (1) コラーゲンは、肉基質たんぱく質である／(2) 亜硫酸塩はぶどう酒の醸造で用いられる。ハムやソーセージの発色剤には、亜硝酸塩が使用される／(3) ミオグロビンは、食肉の色素成分である／(4) と殺後、乳酸が増えるため、筋肉のpHは低下する

問題33（5） (1) 卵白には脂質は含まれない／(2) 卵黄の主成分は水分である／(3) オボアルブミンが主成分である／(4) ピータンは、石灰などを塗布して作る。たんぱく質のアルカリ変性によりできる

問題34（4） (1) 魚の脂質含量は時期により大きく変わり、産卵直後は脂質が少ない／(2) 魚の脂質は、飽和脂肪酸のパルミチン酸の他に、不飽和脂肪酸のオレイン酸、エイコサペンタエン酸（EPA）、ドコサヘキサエン酸（DHA）が多い／(3) 魚肉には血合い肉という特殊な筋肉があり、赤身魚ではよく発達しているが、白身魚では少ない／(5) 回遊魚の水分含量と脂質含量は、季節変動が大きい

問題35（3） (1) ラード（豚脂）のほうが融点が低く、口どけがよい／(2) 植物性油脂には、EPAは含まれない／(4) 大豆油は、リノール酸やオレイン酸の含量が多く、必須脂肪酸の給源となる／(5) 硬化

問題番号	解答	解　説
		油は，植物油や魚油に水素を添加したもので，マーガリンやショートニングの原料となる。バターは，牛乳のクリームの加工品である
問題36（5）		(1) ビタミンAは，夜間の視力維持を助けるとともに，皮膚や粘膜の健康維持を助ける栄養素です／(2) ビタミンB$_1$は，炭水化

問題番号	解答	解　説
		物からのエネルギー産生と皮膚や粘膜の健康維持を助ける栄養素です／(3) ビタミンCは，皮膚や粘膜の健康維持を助けるとともに，抗酸化作用をもつ栄養素です／(4) ビタミンDは，腸管でのカルシウムの吸収を促進し，骨の形成を助ける栄養素です

❼ 食品衛生学

問題番号	解答	解　説
■ 令和4年度（第19回）		
問題35（3）		指定添加物は，厚生労働大臣が指定する
問題36（2）		(1) 不活化には，85〜90℃，90秒以上の加熱が必要である／(3) 芽胞をつくらない／(4) 偏性嫌気性菌である
問題37（5）		(1) 脂質の多い食品に蓄積しやすい／(2) 抗生物質を含む動物用医薬品についても，農薬等として残留基準が設定されている／(3) 一例として，「玄米及び精米で0.4ppm（1kgに含まれるカドミウムの量が，0.4mg＝0.4mg/kg）以下」のように成分規格が定められている／(4) 原因は，有機水銀（メチル水銀）である
問題38（5）		(1) 感染は，豚肉などの生食やネコなどのペットとの接触により起こる／(2) 主な原因は，飲料水の汚染による水系感染である／(3) 主な原因は，ウグイ，フナなど淡水魚の生食である／(4) 主な原因は，ヒラメの生食である
問題39（1）		アレルギー表示が義務付けられている品目は，えび，かに，小麦，そば，卵，乳，落花生の7品目（特定原材料）であり，例解(2)〜(4)は誤り
■ 令和3年度（第18回）		
問題35（4）		(1) 食品添加物の表示は，食品表示法により義務づけられている／(2) 甘味料は，物質名に用途名を併記しなければならない／(3) 香料は，一括名表示が認められている
問題36（1）		(2) ウエルシュ菌食中毒 —— カレー，シチュー／(3) 腸炎ビブリオ食中毒 —— 海産魚／(4) 腸管出血性大腸菌食中毒 —— 食肉／(5) サルモネラ食中毒 —— 食肉，卵
問題37（3）		(1) アミグダリン —— 青ウメ，あんずなどの種子／(2) ソラニン —— じゃがいもの発芽部分や緑化部分／(4) シガトキシン —— オニカマスやバラフエダイ，ふぐ —— テトロドトキシン
問題38（2）		一日摂取許容量（ADI）は，被検動物に対する毒性の現れない量（無毒性量）に動物と人との種差，個体差を考慮し安全率として1/100を乗じて算出される。ADIは，人が毎日，生涯食べ続けても何ら影響の現れない量で，mg/kg（体重）/日で表される
問題39（3）		分別流通管理された非遺伝子組換え食品に表示の義務はない
■ 令和2年度（第17回）		
問題35（1）		(2) 医薬品，医薬部外品等および再生医療等製品は，これを含まない／(3) 容器包装も食品衛生法の対象となる／(4) 添加物も食品衛生法の対象となる／(5) 食中毒患者を診断した医師は，最寄りの保健所長に届け出なければならない
問題36（2）		(1) 腸炎ビブリオは，芽胞を形成しない／(3) ノロウイルスは，ヒトの腸管の細胞のみで増殖する／(4) カンピロバクターは，微好気性の細菌である
問題37（1）		(2) 油脂の酸化は，主に不飽和脂肪酸の酸化により起こる／(3) K値は，小さいほど鮮度が良好である／(4) ヒスタミンは，ヒスチジンから生成する／(5) ケン化価は，油脂1gを完全にケン化（加水分解）するのに要する水酸化カリウムのミリグラム数である

問題番号	解答	解　説
問題38（2）		食品中の色素成分と反応してその色を安定させる
問題39（4）		(1) ダイオキシン類は，食物連鎖を通して，特に魚介類に蓄積しやすい／(2) デオキシニバレノールは小麦を汚染するカビ毒であり，リンゴを汚染するカビ毒はパツリンである／(3) ストロンチウムは，カルシウムと同族（アルカリ土類金属）であり，骨に蓄積しやすい／(5) アフラトキシンは熱安定性が極めて高く，通常の加熱条件等ではほとんど分解されない
■ 令和元年度（第16回）		
問題35（1）		黄色ブドウ球菌は，増殖の過程でエンテロトキシンを産生する。このエンテロトキシンは，通常の加熱調理では分解（不活化）されない
問題36（4）		(1) アニサキスによる食中毒は，アニサキス幼虫により起こる／(2) 冷凍処理は，寄生虫による食中毒の予防に有効である（アニサキスは，−20℃以下24時間，クドアは，−20℃以下4時間以上で死滅する）／(3) 加熱処理は，寄生虫による食中毒の予防に有効である（アニサキスは，60℃1分間以上，クドアは，75℃以上5分間以上の加熱で死滅する）／(5) わが国の魚介類を介する寄生虫による食中毒の発生は，諸外国に比して多い（寿司，刺身などの生食をする食習慣による）
問題37（2）		平成7年の法改正で，わが国で広く使用され長い食経験がある天然添加物は，既存添加物名簿に収載され，引き続き使用することが認められている
問題38（3）		マンゴーの安全性確認は，なされていない
問題39（5）		(1) アクリルアミドは，特定のアミノ酸（アスパラギン）と糖類を多く含む食品（芋類や穀類）を高温調理すると生成される／(2) 有機水銀のほうが毒性は強い／(3) イタイイタイ病の原因物質はカドミウムである／(4) アフラトキシンはカビ毒の一つであり，カビが産生する
■ 平成30年度（第15回）		
問題37（4）		(1)・(2)・(3)・(5)の食品は，アレルギー表示は義務付けられていない。アレルギー表示が義務付けられているのは，乳・卵・小麦・そば・落花生・エビ・カニである
問題38（3）		(1) じゃが芋による食中毒は，アルカロイド（ソラニン，チャコニン）によって起こる／(2) キャッサバの有毒成分は，リナマリンである／(4) トリカブトの有毒成分は，アコニチンである／(5) 青梅の有毒成分は，アミグダリンである
問題39（2）		(1) サルモネラ属菌食中毒 —— 鶏肉・卵／(3) カンピロバクター食中毒 —— 鶏肉／(4) ウェルシュ菌食中毒 —— 加熱済み食品／(5) 腸炎ビブリオ食中毒 —— 海産魚
問題40（4）		(1) 添加物は物質名表示が原則であるが，簡略名や類別名で表示してもよいことになっている／(2) 膨張剤は，一括名表示ができる／(3) 着色料は，一括名表示ではなく用途名併記することになっている／(5) ばら売りの食品にも添加物の使用は認められている。なお，一部の添加物については，添加物使用した旨の表示をすることを指導されている

❽ 栄養学総論

問題番号	解答	解　説
■ 令和4年度（第19回）		
問題40（5）		(1) 空腹時ではなく，食後にインスリン分泌が亢進する／(2) 糖質の摂取量が多いと，ビタミンB$_1$の必要量が増す／(3) 糖原性アミノ酸からグルコースが産生される／(4) 1gあたりのエネルギー量は，脂質が糖質より大きい
問題41（2）		(1) 食後は，血中のトリグリセリド濃度が上昇する／(3) α-リノレン酸は，生体内で合成できない必須脂肪酸である／(4) 生体内では，グルコースに変換されない
問題42（3）		(1) たんぱく質の栄養価は，不可欠アミノ酸のバランスと吸収率で決められる／(2) たんぱく質の消化は，小腸内で膜消化（終

問題番号	解答	解　説
		末消化）により完了する／(4) たんぱく質の生物価は，生物学的評価法の一つである
問題43（1）		(2) 脚気は，ビタミンB$_1$の欠乏症である／(3) 溶血性貧血は，ビタミンEの欠乏症である／(4) ビタミンDは，カルシウムの吸収を促進する／(5) β-カロテンなどのプロビタミンAカロテノイドは，レチノール活性当量に含まれる
問題44（3）		(1) 口唇炎，舌炎は，ビタミンB$_2$欠乏で起こる／(2) ペラグラは，ナイアシン欠乏で起こる／(4) 巨赤芽球性貧血は，ビタミンB$_{12}$および葉酸欠乏で起こる。鉄欠乏で起こる貧血は，鉄欠乏性貧血である

問題番号	解答	解　説
問題45	（4）	(1) 人体で最も多いミネラルは，カルシウムである／(2) ナトリウムは，細胞外液の主な陽イオンである／(3) ヘモグロビンの構成元素は，鉄である／(5) カルシウムの99％は，骨や歯に存在する

▮ 令和3年度（第18回）

問題番号	解答	解　説
問題40	（1）	(2) α-アミラーゼは，管腔内消化酵素である／(3) マルターゼは，膜消化酵素である／(4) ペプシンは，不活性型のペプシノーゲンとして分泌され，塩酸によって活性型のペプシンとなる／(5) 胆汁には，消化酵素は含まれていない。胆汁には，界面活性作用をもつ胆汁酸などが含まれ，脂肪の乳化に重要
問題41	（4）	(1) 食後は，血糖値が上昇するのでインスリン分泌が促進され，血糖値を低下させる／(2) 脂肪酸は，グルコースの合成材料にならない。アセチルCoAからクエン酸回路で完全に分解されるか，肝臓でケトン体になる。グリセロールは糖新生の材料になる／(3) 組織重量当たりのグリコーゲン量は，筋肉より肝臓のほうが多い／(5) 糖質摂取量の増加は，ビタミンB₁必要量を増加させる。ピルビン酸をアセチルCoAへ転換するピルビン酸脱水素酵素の補酵素として必要である
問題42	（3）	吸収された中鎖脂肪酸は，リンパ管を経由せず門脈経由で肝臓内に入る
問題43	（5）	(1) 生物価（生物学的評価法）とアミノ酸価（化学的評価法）は，異なる／(2) たんぱく質の栄養価は，含有する必須アミノ酸のパターンと消化吸収率で決められる／(3) 窒素出納は，たんぱく質の摂取不足によって，窒素平衡維持量を下回ると，負になる／(4) たんぱく質の栄養価は，摂取する食品の組み合わせで高まる
問題44	（4）	(1) ペラグラは，ナイアシン欠乏症である。ビタミンB₁欠乏症には脚気などがある／(2) ビタミンEは，欠乏すると未熟児において溶血性貧血になる。ビタミンK欠乏では，血液の凝固が起こりにくくなる／(3) ビタミンA過剰症には，頭痛，嘔吐のほか，慢性過剰症として頭蓋内圧の亢進がみられる。ビタミンAの摂取不足は，夜盲症を生じる／(5) ビタミンCは，欠乏すると壊血病を引き起こす。ビタミンB₂の欠乏症は，口唇炎，口角炎などである
問題45	（2）	(1) 体内総鉄量の約60～70％は，赤血球中に存在する／(3) ヨウ素は，甲状腺に多く含まれる／(4) 銅の欠乏症は，貧血である。亜鉛の欠乏症は，味覚異常である／(5) マグネシウムは，多量元素に分類される

▮ 令和2年度（第17回）

問題番号	解答	解　説
問題40	（2）	たんぱく質の摂取不足（クワシオルコル），エネルギーとたんぱく質の摂取不足（マラスムス）
問題41	（3）	(1) 消化・吸収されたアミノ酸は肝臓に取り込まれ代謝される。しかし，分枝アミノ酸は例外的に肝臓からそのまま血中に放出され，主に筋肉で代謝される／(2) 炭水化物，脂肪からのエネルギー供給が多くなると，たんぱく質は本来の機能を発揮する（炭水化物，脂肪のたんぱく質の節約作用）／(4) 吸収されたアミノ酸はアミノ酸プールに入り，体たんぱく質の合成に利用される／(5) 体たんぱく質は常に合成・分解されており，たんぱく質の摂取不足時は，分解が合成を上回り窒素出納は負（マイナス）となる
問題42	（1）	(2) コレステロールの吸収には，胆汁酸によるミセル化が必要である／(3) たんぱく質の消化は，ペプシンによって胃内で始まる。ペプシンは，不活性型のペプシノーゲンとして分泌され，塩酸によって直ちに活性型のペプシンに転換される／(4) 脂溶性ビタミンは，胆汁酸や他の脂質消化物とともに複合ミセルを形成し吸収されるため，脂質の多い食事で吸収が増加する／(5) 脂質の消化酵素は，膵液（膵液リパーゼ）に含まれ十二指腸に分泌される。脂質の消化酵素は，腸液には含まれない
問題43	（4）	(1) 余剰のグルコースは，グリコーゲンに合成されるほか，脂肪組織において脂肪酸に変換され，貯蔵脂肪となる／(2) 筋肉には，筋肉グリコーゲンからのグルコースを血糖には戻す酵素（グルコース6-フォスファターゼ）がないため血糖維持には利用されない。筋肉グリコーゲンは筋肉収縮のエネルギー源となる／(3) 血糖値が低下すると，血糖上昇作用を有するグルカゴン，アドレナリン，成長ホルモンなどの分泌が促進される
問題44	（5）	(1) キロミクロンは小腸で産生され，食事由来の脂質を運搬するリボたんぱく質の一種／(2) コレステロールは，生体膜成分，

各種ステロイドホルモン，胆汁酸の原料でありエネルギー源としては利用されない／(3) 食後は血糖値が高まるため，脂肪組織の脂肪を分解し，遊離脂肪酸とグリセロールを供給するホルモン感受性リパーゼの活性は低下する／(4) 中鎖脂肪酸は，水溶性が高いため門脈系で血液に入る

問題番号	解答	解　説
問題45	（3）	(1) 安静時代謝量は，仰臥位や座位で静かに休息している状態で消費されるエネルギー量のこと。座位の姿勢では骨格筋が緊張していることもあり，安静時代謝量は，基礎代謝量よりもおよそ10～20％高くなるとされる／(2) 体重あたりの基礎代謝量は，体重よりも除脂肪体重に比例して増加する／(4) 食事誘発性熱産生は，エネルギー産生栄養素の中でたんぱく質が最も高く，脂質が最も低い。熱量素の食事誘発性熱産生による消費エネルギー量は，たんぱく質，炭水化物および脂質のみを摂取した場合の摂取エネルギーの約30％，約6％，約4％である／(5) 呼吸商とは，熱量素が燃焼するときに排出された二酸化炭素量を消費された酸素量で除して求める体積比のこと。糖質，脂質，たんぱく質の呼吸商は，それぞれ1.0，0.7，0.8である

▮ 令和元年度（第16回）

問題番号	解答	解　説
問題40	（4）	(1) アミノ酸価は，たんぱく質の化学的評価法の一つである／(2) エネルギー不足では，たんぱく質節約作用は機能せずたんぱく質効率は低下する／(3) 精白米の第一制限アミノ酸は，リジンである／(5) 食事からのたんぱく質も古くなったたんぱく質もアミノ酸に分解され，アミノ酸プールに合流する
問題41	（5）	巨赤芽球性貧血ではなくペラグラ
問題42	（5）	(1) 唾液アミラーゼによる口腔内の消化から始まる／(2) グルコースの吸収は，能動輸送型のナトリウム依存性輸送担体とNa＋ポンプを利用する方法で行われNa＋とともに吸収される。フルクトースは，促進拡散型のナトリウム非依存性輸送担体によるため吸収速度はグルコースに比して遅い／(3) プロテオース，ペプトンなどのポリペプチドまで分解される／(4) モノアシルグリセロールの形で吸収される
問題43	（4）	(1) 筋肉には，グルコース6リン酸-フォスファターゼがないため筋肉グリコーゲンからはグルコースは生成されない／(2) インスリンは，血中グルコースの筋肉への取り込みを促進し，血糖値を低下させる／(3) グルコースは，脂肪酸ではなくグリセロールから産生（糖新生）される／(5) アラニンからのグルコース産生は，血糖値の低い食間期に行われる
問題44	（4）	(1) 血中キロミクロンは，食事脂質に由来するため食後は上昇する／(2) コレステロールは，エネルギー源として利用されない／(3) 中鎖脂肪酸は，長鎖脂肪酸より親水性に富むため消化吸収は速い／(5) リノール酸とα-リノレン酸では脂肪酸系列が異なるため，リノール酸（n-6系）からα-リノレン酸（n-3系）は合成されない
問題45	（5）	(1) カルシウム吸収は，小腸上部で活性型ビタミンDにより促進される／(2) 副甲状腺ホルモン（PTH）は，血中カルシウム濃度を上昇させるホルモンであり，この場合，分泌は促進される／(3) 非ヘム鉄の吸収率は，ヘム鉄のおよそ1/10以下である／(4) 古くなった老廃赤血球のヘモグロビン鉄は，赤血球造血に再利用される

▮ 平成30年度（第15回）

問題番号	解答	解　説
問題41	（5）	(1) 唾液には，たんぱく質の消化酵素は含まれていない／(2) 胃内でのたんぱく質消化は，ペプシンにより行われる／(3) 膵液中のリパーゼにより分解される／(4) 二糖類は小腸の膜消化酵素により分解を受け，単糖として吸収される
問題42	（2）	(1) エネルギー摂取量が不足すると，たんぱく質の利用効率は低下する／(3) 不可欠アミノ酸のバランスで決められる／(4) 生物学的評価法である／(5) アミノ酸価は，食品たんぱく質が含有する個々の不可欠アミノ酸の量により決められる
問題43	（2）	(1) 上昇する／(3) エイコサノイドは炭素数20の多価不飽和脂肪酸が合成材料であり，パルミチン酸は炭素数16の飽和脂肪酸である／(4) 回腸で吸収されて再利用される（腸肝循環）／(5) ビタミンDが生成される
問題44	（2）	悪性貧血は，ビタミンB₁₂および葉酸の欠乏症
問題45	（4）	(1) フィチン酸やタンニンなどの影響を受けて吸収が阻害される／(2) 体内で再利用される／(3) 細胞内液に多い／(5) 克山病は，セレン欠乏症である

❾ 栄養学各論（応用栄養学）

■ 令和4年度（第19回）

問題番号	解答	解説
問題46	（3）	（1）高齢化の進展や，糖尿病等有病者数の増加等を踏まえて策定されている／（2）BMIが採用されている／（4）高齢者の年齢区分は，65〜74歳，75歳以上の2区分である
問題47	（4）	妊娠高血圧症候群では，極端な塩分制限は勧められない。7〜8g／日程度とする
問題48	（4）	（1）低出生体重児とは，出生体重が2,500g未満をいう／（2）体重は，1歳で出生時の約3倍となる／（3）新生児・乳児は，成人に比べ体重あたりの体表面積が大きい
問題49	（3）	（1）卵黄は，生後5〜6か月頃から与える／（2）生後7〜8か月頃は，食事を1日2回与える／（4）フォローアップミルクは，育児用ミルクの代替品ではない／（5）手づかみ食べは，生後9か月頃から始まり，1歳過ぎの子どもの発育および発達にとって，積極的にさせたい行動である
問題50	（2）	（1）貧血の多くは，鉄欠乏性貧血である／（3）発育速度は，各器官によって異なる／（4）男子は，女子よりおよそ2年遅れて第二発育急進期に入る／（5）小児の肥満は，成人肥満に移行しやすい
問題51	（1）	（2）身体機能の個人差は，大きい／（3）消化酵素の活性は，低くなる／（4）口渇感は，鈍感になる／（5）体重1kg当たりのたんぱく質必要量は小児，成人と同じである

■ 令和3年度（第18回）

問題番号	解答	解説
問題46	（2）	分娩から産褥までの止血に関係する血液中のフィブリノーゲン濃度は，増加し，血液凝固能は，亢進する
問題47	（4）	母乳の組成中，脂質は最も母親の食事内容の影響を受ける
問題48	（1）	母乳性黄疸と診断されても母乳を中断する必要はなく，また母親の栄養摂取を制限する必要もない
問題49	（5）	（1）皮下脂肪が増加し，丸みを帯びた体型になる／（2）急激な体重の減少は，月経異常の原因となる／（3）第二発育急進期（思春期スパート）は，女子の方が早い／（4）貧血の多くは，鉄欠乏性貧血である
問題50	（3）	（1）エストロゲンの分泌は，減少する／（2）血清HDL-コレステロール値は，減少する／（4）エストロゲンの分泌が減少して破骨細胞の活性が上昇するので，骨吸収が促進され，骨量が急激に減少する／（5）更年期障害は，男性にもみられる
問題51	（2）	（1）高音域の音は，低音域の音より聞き取りにくくなる／（3）嚥下障害は，食事摂取量の低下につながる／（4）肺活量は，低下する

■ 令和2年度（第17回）

問題番号	解答	解説
問題46	（3）	生活習慣病の発症予防を目的として，目標量を設定している
問題47	（4）	（1）運動機能は，粗大運動から微細運動へと発達する／（2）咀しゃく機能は，3歳頃に完成する／（3）身長が出生時の約2倍になるのは，4歳頃である／（5）脳の重量は，3歳頃には成人の約80％，6歳頃では約90％になる
問題48	（1）	（2）24時間思い出し法は，対象者の記憶に依存する調査法である／（3）陰膳法は，試料の分析に手間と費用がかかる調査法である／（4）食物摂取頻度法は，対象者の記憶に依存する調査法

問題番号	解答	解説
問題49	（1）	である／（2）循環血液量は，増加する／（3）妊娠後期に血漿フィブリノーゲンは，増加する／（4）妊娠後期に血中脂質が著しく増大し，脂質異常症の状態になる／（5）臍帯静脈に動脈血が流れており，胎児に酸素や栄養を運搬する
問題50	（3）	（1）離乳の開始前に果汁やイオン飲料を与えることの栄養学的な意義は認められていない／（2）卵は，卵黄から全卵へ進めていく／（4）生後12か月から18か月頃である離乳の完了期は，母乳または育児用ミルクを飲んでいない状態を意味するものではない。子どもの離乳の進行及び完了の状況に応じて与える／（5）手づかみ食べは，子どもの発育及び発達にとって，積極的にさせたい行動である
問題51	（5）	サルコペニアの予防には，たんぱく質の摂取量を保つ

■ 令和元年度（第16回）

問題番号	解答	解説
問題46	（3）	（1）推定平均必要量，推奨量または目安量を用いる／（2）耐容上限量を用いる／（4）目標量を用いる
問題47	（2）	（1）初乳は，成乳に比べて粘性が高い／（3）初乳は，分娩後3〜5日までに分泌される乳汁をいう／（4）成乳中のたんぱく質含量は，牛乳の約1/3程度である／（5）乳糖は，初乳より成乳に多く含まれている
問題48	（5）	離乳の完了とは，形のある食物をかみつぶすことができるようになり，エネルギーや栄養素の大部分が母乳または育児用ミルク以外の食物から摂取できるようになった状態をいう
問題49	（4）	（1）肥満の多くは，原発性肥満である／（2）幼児の栄養状態の判定には，カウプ指数を用いる／（3）4歳ごろの体重は，出生時の約5倍になる／（5）6歳ごろから乳歯が徐々に永久歯に生え変わる
問題50	（5）	小児のメタボリックシンドロームの診断基準が適用される
問題51	（5）	（1）減少する／（2）減少する／（3）口渇感を自覚しにくくなる／（4）上昇する

■ 平成30年度（第15回）

問題番号	解答	解説
問題46	（1）	基礎代謝は，亢進する
問題47	（5）	（1）カウプ指数を用いて，肥満判定を行う／（2）原則として，母乳を中止する必要はない／（3）母乳栄養児の便の液性は，酸性である／（4）育児用ミルクの調乳濃度は，月齢により変える必要がない
問題48	（3）	（1）離乳の開始とは，なめらかにすりつぶした状態の食物を初めて与えたときをいう／（2）離乳開始後1ヶ月を過ぎた頃から，離乳食は1日2回にしていく／（4）離乳の完了の時期は生後12ヶ月から18ヶ月頃である／（5）生後5〜6ヶ月児の調理形態は，なめらかにすりつぶした状態である
問題49	（4）	（1）エストロゲンの分泌は，低下する／（2）骨量は，閉経後急速に減少する／（3）女性のほうが，男性よりも高い／（5）50歳代の男性にも，性機能の低下とともに食欲・性欲の減退，不眠，いらいら，不安，孤独感などの症状が現れることがある
問題50	（3）	塩味の閾値は，上昇する

❿ 臨床栄養学概論

■ 令和4年度（第19回）

問題番号	解答	解説
問題52	（2）	（1）合併症予防ではHbA1c 7.0％未満，血糖正常化を目指す際には6.0％未満を目指す／（3）炭水化物は，指示エネルギー量の50〜60％とする／（4）たんぱく質は，指示エネルギー量の20％までとする／（5）食物繊維の摂取量を増やす。食物繊維を多く含む食品は，食後血糖値の上昇を緩やかにする
問題53	（4）	（1）脂肪エネルギー比率は，20〜25％とする／（2）コレステロール摂取量は，200mg／日未満とする／（3）n-3系多価不飽和脂肪酸の摂取量を増やす／（5）果糖の過剰摂取は，中性脂肪を増加させる
問題54	（4）	（1）香辛料など刺激の強い食品は，できるだけ避ける／（2）クローン病の寛解期では低脂肪食とする／（3）潰瘍性大腸炎の重症時は絶食とする
問題55	（1）	（2）多価不飽和脂肪酸を積極的に摂取する／（3）適度な有酸素運動が推奨される／（4）過剰な飲酒は，血圧上昇の原因となるため節酒する
問題56	（3）	（1）たんぱく質の利用効率を高めるため，エネルギーは十分摂取する／（2）たんぱく質は制限する／（4）病態に応じたカリウムの制限をする／（5）病態に応じたリンの制限をする
問題57	（5）	（1）牛乳成分は，含まれていない／（2）牛乳成分は，含まれていない／（3）牛乳とアレルゲンが異なるため，基本的に除去する必要はない／（4）牛乳成分は，含まれていない

■ 令和3年度（第18回）

問題番号	解答	解説
問題52	（4）	貝類は，消化がよくないので避ける
問題53	（1）	（2）たんぱく質エネルギー比率は，20％までとする／（3）炭水化物エネルギー比率は，40％未満ではたんぱく質，脂質の割合が多くなりすぎる。一般的に炭水化物は，50〜60％，さまざまな食べ方を考慮しても40〜60％を目安とする／（4）一定量の使用が認められている／（5）食物繊維は，1日20〜25g以上とする
問題54	（2）	（1）慢性胃炎では，胃内滞留時間の短い食品を選ぶ／（3）肝硬変で腹水がある場合は，ナトリウム（食塩相当量）を制限する／（4）弛緩性便秘では，食物繊維を十分確保する

問題番号	解答	解　説
問題55	（3）	n-3系脂肪酸は，積極的に摂取する。n-3系脂肪酸の摂取を増やすことは，トリグリセリド（トリアシルグリセロール）の低下に有効で，冠動脈疾患発症の抑制が期待できる
問題56	（3）	たんぱく質制限のため，炭水化物や脂質から十分にエネルギーを摂取する
問題57	（4）	（1）血色素濃度は，低下する／（2）まぶたの結膜は，蒼白となる／（3）鉄は，体内貯蔵量が少ないと吸収率が高まる

令和2年度（第17回）

問題番号	解答	解　説
問題52	（2）	（1）消化を必要とする／（3）脂肪の含有量はきわめて少ない／（4）バクテリアルトランスロケーションなどさまざまな合併症が起こる／（5）2週間以内の栄養管理に用いられる
問題53	（4）	（1）3～6か月で3％の体重減少を目指す／（2）50～60％が推奨される／（3）原則的には禁酒が望ましい／（5）ゆっくりよく噛んで食べることをすすめる
問題54	（3）	（1）糖尿病の診断には，血糖値とヘモグロビンA1c（HbA1c）値を用いる／（2）ヘモグロビンA1c値は，採血時の1～2か月前の平均血糖値を反映する／（4）糖尿病食事療法のための食品交換表の1単位は，80kcalである
問題55	（4）	（1）肥満を伴う場合は，BMI 25kg/m²未満を目指す／（2）飽和脂肪酸の多い肉よりも，多価不飽和脂肪酸の多い魚が好ましい／（3）20～25％が推奨される／（5）1日10gは少なすぎる。食物繊維の摂取はコレステロールの吸収阻害，ナトリウム吸収阻害などが期待できる
問題56	（1）	（2）腎機能低下時には，たんぱく質の摂取量を制限する／（3）カルシウムの摂取量は制限しない。一般的に低たんぱく質食とすると，カルシウムの摂取量が不足するので注意が必要である／（4）血液透析では，水分はできるだけ少なくする
問題57	（5）	（1）有症率は，乳児期が学童期より高い。食物アレルギーの有症率は，乳児期が最も高く加齢とともに漸減する（食物アレルギー診療ガイドライン2016）／（2）卵のアレルゲン活性は，加熱処理によって低下する／（3）牛乳アレルギーでは，牛肉はアレルゲンが異なるので除去対象ではない／（4）牛乳アレルギーでは，牛乳のほかにヨーグルトやクリーム類，バター，チーズ，アイスクリームなどの牛乳を含む加工食品の除去が必要である

令和元年度（第16回）

問題番号	解答	解　説
問題52	（5）	濃厚流動食とは，1kcal/mL以上の流動食である
問題53	（2）	（1）エネルギー摂取量は，標準体重（kg）×身体活動量で算出する／（3）炭水化物の摂取エネルギー比率は，50～60％とする／（4）食物繊維の摂取量は，20～25g/日とする／（5）アルコール摂取量は，1日25g程度（2単位程度）までに留める
問題54	（4）	（1）胃潰瘍では，食物繊維の多い食品は避けたほうがよい／（2）クローン病では高たんぱく，脂質制限食とする／（3）非アルコール性脂肪性肝炎では，エネルギー摂取量の適正化が必要である／（5）弛緩性便秘では，腸管の蠕動を促すためにも食物繊

問題番号	解答	解　説
		維の増加が必要である
問題55	（4）	（1）脂質エネルギー比率は，25％とする／（2）たんぱく質は，1.0g/kg標準体重/日とする／（3）骨格筋で代謝される分岐鎖アミノ酸の摂取比率を高くする／（5）肝硬変非代償期の食物繊維量は，20g/日程度を目標にする
問題56	（4）	（1）エネルギー摂取量は，25～30kcal/kg標準体重/日とする／（2）たんぱく質摂取量は，0.6～0.8g/kg標準体重/日を目安とする／（3）たんぱく質は，アミノ酸スコアの高い動物性食品を中心に摂取する／（5）リンを制限する
問題57	（3）	（1）寒天使用は，食塊が形成されにくい／（2）水分は，最も誤嚥しやすい形態である／（4）パサつくものは，誤嚥の原因になる／（5）きゅうりは，うまく噛めないので食塊を形成しにくい

平成30年度（第15回）

問題番号	解答	解　説
問題51	（2）	（1）一般治療食の栄養基準の分類には，栄養成分別と疾患別の分類はない／（3）栄養基準に基づき，1日に摂取すべき栄養素を供給するための食品群別の重量を示したものを食品構成表という。食事箋は，医師から栄養部門に発行される食事処方箋である／（4）慢性腎臓病患者の食事は，たんぱく質コントロール食に分類される／（5）嚥下障害患者の食事には，ゼリー食やとろみ食が適切である
問題52	（4）	（1）経腸栄養補給法は，腸が閉塞時には使用できない／（2）胃ろう造設をしても，経口補給は可能である／（3）投与開始時の注入量は，25～50mL/時とし，経腸栄養剤の投与にならすことからはじめる／（5）浸透圧が高い栄養剤では，下痢をおこしやすい。成分栄養剤や消化態栄養剤は浸透圧が高い
問題53	（4）	（1）エネルギー摂取量は，25～30kcal/標準体重kg/日を目安とし，標準体重を維持する量とする／（2）飽和脂肪酸の摂取量は，総エネルギー量の4.5％以上7％未満とする／（3）適正な脂質量のなかで，不飽和脂肪酸を積極的に摂取する／（5）食物繊維は25g/日以上を目安とし，水溶性食物繊維を積極的に摂取する
問題54	（5）	（1）慢性の下痢，腹痛，発熱，体重減少を主症状とする炎症性腸疾患である／（2）病変は，口から肛門までの全消化管におこりうるが，小腸と大腸が好発部位である／（3）体重減少がみられる／（4）再燃時には，絶食とし経静脈栄養法を行う
問題55	（4）	（1）肥満患者のためエネルギー25～30kcal/kg/日が望ましい／（2）たんぱく質は1.0～1.2g/kg/日が望ましい／（3）食物繊維を制限する必要はなく，肥満もあるため積極的な摂取が望ましい／（5）高血圧症の場合，高カリウム血症がみられない限り摂取制限をせず，むしろ積極的な摂取が望ましい
問題56	（2）	（1）エネルギーの基準値は30～35kcal/kg標準体重/日が目標であり，1,300kcalでは26kcal/kg/日となり低すぎる／（3）カリウム≦2,000mgを目標とする／（4）リン≦たんぱく質g×15mg。たんぱく質60gの場合リンは900mg以下を目標とする／（5）水分はできるだけ少なくする。参考値は，体重kg×15mL程度とする

⑪　栄養指導論

問題番号	解答	解　説
令和4年度（第19回）		
問題58	（3）	（1）厚生労働大臣が，公表したものである／（2）「健康寿命の延伸」である／（4）健康を支え，守るための社会環境の整備である
問題59	（5）	作成するときは，著作権を考慮して作成する
問題60	（4）	（1）表情は，非言語コミュニケーションである／（2）アイコンタクトは，非言語コミュニケーションである／（3）筆談は，言語コミュニケーションである
問題61	（2）	（1）行動変容しようという気持ちを起こさせるよう支援する／（3）傾聴ではなく，共感的理解という／（4）受容ではなく，傾聴という／（5）開かれた質問ではなく，閉じた質問という
問題62	（5）	（1）妊娠前からバランスのよい食事をしっかりとりましょう／（2）「主食」を中心に，エネルギーをしっかりと／（3）不足しがちなビタミン，ミネラルを，「副菜」でたっぷりと／（4）「主菜」を組み合わせてたんぱく質を十分に
問題63	（5）	（1）うずらの卵も除去する／（2）麩も除去する／（3）甲殻類は，原因食物として頻度が高い／（4）炒ることでアレルゲン性が高まる
令和3年度（第18回）		
問題58	（5）	（1）健康づくりのための休養指針／（2）健康日本21（第二次）／（3）健康づくりのための睡眠指針2014／（4）対象特性別食生活指針

問題番号	解答	解　説
問題59	（1）	（2）スクリーニングは，計画（Plan）で行う／（3）評価は，栄養スクリーニングから実施後に至るまで各段階で行う／（4）栄養アセスメントは，計画（Plan）で行う
問題60	（3）	（1）情報を厳選し，見やすくまとめる／（2）食品模型（フードモデル）は，具体的な量の把握ができる／（4）パンフレットは，小冊子である／（5）ペープサートは，うちわの形をした紙人形である
問題61	（3）	（1）6か月以内に行動を変える気がない／（2）6か月以内に行動を起こす意思がある／（4）行動を変えて6か月未満である
問題62	（2）	（1）離乳初期（生後5～6か月頃）には，子どもの様子をみながら1日1回，1さじずつ始める／（3）離乳後期（生後9～11か月頃）には，離乳食を1日3回にする／（4）魚は，白身魚から赤身魚，青皮魚へとすすめる／（5）牛乳を飲用として用いるのは，鉄欠乏性貧血予防の観点から1歳を過ぎてからが望ましい
問題63	（4）	（1）外食の機会が多いので，メニュー選択の注意点などを指導する／（2）簡単な朝食メニューや買い置き食品などを教えて，欠食がないよう指導する／（3）摂取する食品に偏りが出ないように，調理済み食品の選択方法や簡単な調理技術を指導する
令和2年度（第17回）		
問題58	（3）	（1）妊産婦のための食生活指針に示された適正体重増加量になるよう指導する／（2）日頃の食事量から適量を把握する／（4）生活習慣病発症を予防する／（5）脱水予防のため水分を摂取する

問題番号	解答	解　説
		よう指導する
問題59	（2）	（1）具体的な目標とする／（3）実現可能な目標とする／（4）期限つきの目標とする／（5）目標は，長期⇒中期⇒短期の順に考える
問題60	解なし	（1）・（2）・（3）個人の態度と行動変容に関する理論である／（4）個人間の態度と行動変容に関する理論である
		（注）正解は（5）としていたが，選択肢として示されている複数の理論やモデルを用いることができ，集団への栄養指導として一つだけ選択することは難しく，不適切問題と考えられるため解なしとした
問題61	（4）	（1）友人のおかわりが刺激となって行動した例／（2）自発的な行動ではなく，条件反射的行動／（3）ストレスを過食で対処している例／（5）モデリングの例
問題62	（1）	（2）ミラーリングは，相手との信頼関係を築くためのスキルの一つである／（3）「はい」や「いいえ」で答えられない質問が望ましい／（4）沈黙の時間を尊重する／（5）カタルシスではなく，ラポールの形成という
問題63	（3）	（1）・（2）・（4）グループ学習である

令和元年度（第16回）

問題番号	解答	解　説
問題58	（1）	（2）名称独占の資格である／（3）高齢者医療確保法で定められている。栄養士ではなく管理栄養士である／（4）学校教育法で定められている／（5）都道府県知事から付与される
問題59	（4）	（1）「はい」・「いいえ」で回答できる，閉ざされた質問である／（2）運動名だけを聞く，閉ざされた質問である／（3）知っているか否かを聞く，閉ざされた質問である／（5）該当する人の有無を聞いており，閉ざされた質問である
問題60	（4）	Check（評価）は，指導実施後にだけ行うものではなく，計画か

問題番号	解答	解　説
		ら実施終了後まで各過程において行う
問題61	（3）	（1）決められた時間で，「起承転結」に則って話す／（2）正しく伝えるように，聞き手の表情を観察しながら話す／（4）ボディランゲージを交えながら，表現を豊かに話す／（5）展示媒体，印刷媒体，映像媒体を用いてプレゼンテーションする
問題62	（1）	（2）幼児や児童への指導に用いられる／（3）パンフレットは印刷媒体であるので，文章や文字が正しく理解できない幼児には不向きである／（4）印刷媒体である／（5）映像媒体である
問題63	（3）	（1）厚生労働省／（2）農林水産省／（4）総務省／（5）総務省

平成30年度（第15回）

問題番号	解答	解　説
問題57	（4）	適切な食事内容について理解を深めるため
問題58	（1）	栄養士免許は，都道府県知事が栄養士名簿に登録することによって行う
問題59	（2）	（1）5W1Hである／（3）目標設定は長期目標，中期目標，短期目標の順に設定する／（4）最終目標となる目標は，長期目標である／（5）PDCA（マネジメント）サイクルにそって進める
問題60	（3）	（1）グループダイナミクス効果は，集団指導で得られる／（2）対象者の特性に対応したきめ細やかな教育は，個別指導が適している／（4）多数人に指導ができる集団指導は，効率が良い／（5）これらの方法は，集団栄養指導に適しているので活用する
問題61	（2）	（1）維持期／（3）無関心期／（4）関心期／（5）実行期
問題62	（5）	（1）沈黙を尊重することが重要である／（2）相談内容の秘密は保持することが必要である／（3）クライアントの話す内容に問題があっても否定せず，受容的な態度で話を聞く／（4）クライアントの考えや気持ちを無視や否定，批判することなく受け入れることを受容という

⑫ 公衆栄養学概論

問題番号	解答	解　説
令和4年度（第19回）		
問題64	（3）	（1）住民主体の活動を重視する／（2）重症化予防も含める／（4）住民の主体的な取り組みが必要である／（5）高リスク者へのアプローチは，ハイリスクアプローチである
問題65	（4）	（1）実施主体は，保健所である／（2）保健所の業務である／（3）都道府県の業務である
問題66	（1）	（2）「高齢者の医療の確保に関する法律」／（3）「食品表示法」第4条，「食品表示基準」第7条，21条／（4）「栄養士法」
問題67	（5）	（1）栄養教諭の配置は，「学校教育法」に規定されている／（2）「食育推進会議」は，内閣府により設置されたが，2016年4月より農林水産省に移管された／（3）「食育推進基本計画」は，5年ごとに作成されている／（4）企業の参加は，「食育基本法」に規定されている
問題68	（4）	（1）BMI，体重変化量を用いる／（2）推定平均必要量か，目安量を用いる／（3）耐容上限量を用いる／（5）示された指標はない
令和3年度（第18回）		
問題64	（2）	（1）ポピュレーションアプローチは，リスクの高低にかかわらず集団全体を対象にする／（3）コミュニティとは，文化的，社会的，政治的，健康や経済的な事柄を含み，それは特定の地理的な地域を共有しない人々も結びつけている／（4）公衆栄養活動は，一次予防，二次予防を重視している
問題65	（1）	（2）350g/日以下である／（3）有意に減少している／（4）高齢になるほど高い
問題66	（2）	（1）厚生労働省と農林水産省の2省により策定された／（3）1日に「何」を「どれだけ」食べたらよいかを，イラストで示したものである／（4）コマのイラストは，2,200±200kcal（基本形）を想定している／（5）1つ（SV）の基準が主材料の重量で示されているのは，「副菜」と「果物」である
問題67	（5）	個人の嗜好は，特別な配慮を要しない
問題68	（4）	2030年をゴールとしている
令和2年度（第17回）		
問題64	（5）	ハイリスクアプローチは，リスクの高いものに限定した働きかけである。地域社会全体への働きかけは，ポピュレーションアプローチである
問題65	（3）	（1）横ばい傾向にある／（2）有意に減少している／（4）成人では20歳代が最も少ない
問題66	（2）	（1）栄養士法／（3）高齢者の医療の確保に関する法律／（4）母子

問題番号	解答	解　説
		保健法／（5）地域保健法
問題67	（3）	（1）農林水産省が作成している／（2）FAOの食料需給表作成の手引きに準拠している／（4）我が国で供給される食料の生産から最終消費に至るまでの総量が示されている
問題68	（1）	（2）開発途上国のビタミンAの欠乏は，解消していない／（3）先進国では，肥満・過体重に起因する非感染性疾患が，問題になっている／（4）先進国でも飢餓の問題は解消されていない
令和元年度（第16回）		
問題64	（5）	（1）積極的に活用を検討する／（2）科学的な根拠など多様な根拠が不可欠である／（3）公衆栄養活動の基本には，ヘルスプロモーションの考え方がある／（4）公衆栄養課題の解決には，時間を要する課題が多く継続可能な活動が重要視される
問題65	（3）	（1）健康増進法／（2）国が調査に要する費用を負担する。健康増進法第13条／（4）健康増進法施行規則で定める。同法施行規則第1条／（5）調査票は厚生労働大臣が定める。健康増進法施行規則第1条
問題66	（5）	（1）食育基本法に規定されている／（2）食品表示法に規定されている／（3）学校給食法に規定されている／（4）栄養士法に規定されている
問題67	（5）	（1）〜（4）は該当しない。現在では，一般小売店の減少分を吸収したスーパーマーケットが最も多い。なお，コンビニエンスストアは，増加率が最も高いものの支出割合ではスーパーマーケットの1/10以下である
問題68	（3）	（1）2015年FAOは，「世界の飢餓人口を7億9500万人」と報告している／（2）飢餓に苦しむ人々の大半は開発途上国に住んでいる／（4）開発途上国では，近年の経済発展によるライフスタイルの欧米化により，栄養不足から栄養過剰へ移行する転換がみられる
平成30年度（第15回）		
問題63	（3）	基準値（現状値）の設定は，計画段階で行うので，目標達成後の数値を得ることができない。よって活用することは不可能である
問題64	（1）	（2）習慣的な摂取量の評価は，3日間以上の調査が必要である／（3）記憶力が衰えた高齢者や，記憶力の乏しい幼児には適さない／（4）一定期間の食品や料理の摂取回数を問う調査法であり，生化学検査は行わない／（5）基本的に目安量法は，秤を必要としない調査法である
問題65	（2）	（1）厚生労働大臣が定める（健康増進法第11条）／（3）他に栄養摂取状況調査，身体状況調査がある（健康増進法施行規則第1

問題番号	解答	解　　説
		条）/(4) 調査員が測定または診断することにより行う（健康増進法施行規則第1条）/(5) 医師，管理栄養士，保健師などから都道府県知事が任命する（健康増進法施行規則第3条）
問題66	(2)	(1) 農林水産省が担当している/(3) 文部科学省が担当している/(4) 文部科学省が担当している/(5) 内閣府・消費者庁が担

問題番号	解答	解　　説
		当している
問題67	(5)	(1)～(4)の法律では規定されていない。健康増進法第25条で規定されている
問題68	(4)	(1)・(2)・(3)・(5)の栄養素は，欠乏すると健康の保持・増進を妨げる。ナトリウムの過剰摂取は健康の保持・増進を妨げる

⑬ 調　理　学

問題番号	解答	解　　説
令和4年度（第19回）		
問題69	(3)	(1) 一汁二菜の献立とは，「汁・ご飯・おかず2つ」のことをいう/(2) 懐石料理は，濃茶をおいしく飲むための，空腹しのぎの軽い食事である/(4) かぼちゃを食べるのは，冬至である/(5) 精進料理で，使ってはいけないのは動物性食品である
問題70	(2)	(1) うず電流により，なべ底が発熱するのはIHである/(3) 水分が蒸発しやすい加熱法である/(4) 金属製の容器は，マイクロ波を反射するので温められない
問題71	(5)	(1) 洗米時の吸水量も，加水量に加える/(2) 調味料は，水に浸漬後加熱直前に加える。調味料の中には，米の吸水を妨げるものがあるからである/(3) 飯は，米重量の2.1～2.4倍の炊き上がりが標準である/(4) ピラフは，生の米を油脂で炒めてから炊き上げる
問題72	(1)	(2) マッシュポテトを作るときは，いもを加熱直後の熱いうちにつぶす。冷めると細胞が分離しにくく，作業性が低下し，粘りも出てくる/(3) 黄色くなる/(4) 調味料が浸透しやすくなる/(5) やまいもの起泡性を利用している。さといもには起泡性はない
問題73	(2)・(5)	(1) 卵白は，レモン汁を加えることで起泡性は高くなる/(3) ひき肉料理のつなぎは，卵の流動性を利用したものである/(4) 希釈卵液に砂糖を加えると，熱凝固は遅くなる
令和3年度（第18回）		
問題69	(5)	(1) 七草がゆが，正しい。屠蘇は，正月(元旦)/(2) ひし餅，白酒などは，正月。小豆がゆは，小正月か冬至/(3) 柏餅，ちまきが，正しい。ぼたもちは，彼岸の中日/(4) そうめんが，正しい。雑煮は，正月
問題70	(3)	熱は，主に対流によって伝わる
問題71	(5)	(1) 繊維や筋に対し，直角に切断することで軟らかくすることができる/(2) ひき肉には，もも肉やばら肉の切れ端の他，すね肉などそのままでは食べにくい硬い部位を用いることが多い/(3) まず食塩を入れて粘りを出してから，副材料を加える/(4) コラーゲンは，茹でる，煮るなど長時間の湿式加熱でゼラチン化する
問題72	(2)	(1) アミノカルボニル反応により，焼き色がつきやすくなる/(3) 牛乳に含まれるカルシウムなどの塩類が，熱凝固を促進する/(4) 牛乳に含まれる塩類の影響により，ゼリー強度が高まる/(5) 牛乳中のカルシウムが，ペクチンと結合して可溶化しにくくなるため，軟化を抑制する
問題73	(1)	元の重量の約2倍になる
令和2年度（第17回）		
問題69	(3)	(1) さつまいもやくりの煮くずれ防止には，ミョウバンを用いる/(2) たけのこのあくを取り除くには，米ぬかや米のとぎ汁を用いる/(4) わらびの軟化には，重曹を用いる/(5) 卵の凝固促進には，食塩と食酢を用いる
問題70	(2)	アントシアニンは，酸性で赤色になる

問題番号	解答	解　　説
問題71	(4)	(1) グルタミン酸ナトリウム/(2) 風味のあるマンニット（マンニトール）/(3) 柔らかくなる
問題72	(5)	クッキーなど焼き菓子の焼き色を促進する
問題73	(2)	(1) 赤身魚は，平造りや角造りに向く/(3) 食塩で脱水後に食酢に浸ける/(4) 強火の遠火で加熱する/(5) 酒，牛乳などに浸けて臭みを除く
令和元年度（第16回）		
問題69	(5)	食塩は，米の吸水を妨げる
問題70	(4)	(1) 鍋自体が発熱するので，熱効率は高い/(2) 放射伝熱ではなく，電磁誘導により鍋底を発熱させる/(3) 鉄を含む（鉄，鉄ほうろう，ステンレスなどの）鍋が適する
問題71	(4)	(1) ゼラチンは沸騰させると凝固力が低下するので，湯せんで加熱溶解する/(2) 寒天は水に膨潤後，沸騰させて溶解する/(3) カラギーナンの主成分は炭水化物であり，たんぱく質分解酵素の影響を受けない/(5) カラギーナンゼリーに，冷凍耐性がある
問題72	(2)	(1) うるち米100g×1.5倍＝水150g/(3) （うるち米100g×1.5）＋（もち米100g×1）＝250g/(4) 100g×2.1～2.3倍＝210～230g/(5) 100g×1.6～1.9倍＝160～190g
問題73	(4)	(1) 水から入れて沸騰後，火力を弱め12分微沸騰加熱する/(2) 卵の流動性と粘性が利用されている/(3) 卵白を泡立てるときは，砂糖を加えずに泡立て，後で砂糖を加える/(5) 85～90℃
平成30年度（第15回）		
問題69	(1)	(2) 熱を伝える媒体には，空気・水・油脂・鍋などがある/(3) 煮るは湿式加熱，焼くは乾式加熱である/(4) 蒸すとは，食品を水蒸気中，100℃または，85～90℃で加熱する方法である/(5) マイクロ波を利用したものは電子レンジである
問題70	(1)	(2) しょうゆより先に砂糖を加える/(3) 三杯酢とは酢，しょうゆ，みりんを合わせたもの。これにだしが加わる場合や，みりんの代わりに砂糖を使う場合もある/(4) しめさばは，さばを塩でしめてから，酢でしめる/(5) ごま和えの和え衣には，使用材料の10％程度のごまを用いる
問題71	(3)	(1) 小麦粉のフラボノイドは，アルカリで黄変するため，白く仕上がらない/(2) バッターとは，水を200％前後加えたものを指す。50％の水を加えた生地はドウという/(4) ドウをねかすと，伸びやすくなる/(5) シューの膨化は，加熱により生地内部に発生した水蒸気の圧力によるものである
問題72	(5)	食品を切るとポリフェノールに酸素とポリフェノールオキシダーゼが働くことにより，褐変が起こる。みじん切りにすると表面積が大きくなるので，一層褐変が進む
問題73	(4)	(1) 油通しは，一般的に120～130℃の範囲で行う/(2) バターが多いほどサクサクしたテクスチャーになる/(3) バター→砂糖→卵→小麦粉の順に加えて調製する/(5) すぐに分離し，エマルションにはならない

⑭ 給食管理論（給食計画論，給食実務論を含む）

問題番号	解答	解　　説
令和4年度（第19回）		
問題74	(2)	事業所給食は，福利厚生の一環として実施される。勤労者の収入の向上が食事提供の目的ではない
問題75	(4)	(1) 家族の食事摂取量ではなく，利用者自身の食事摂取量を考慮する/(2) 毎日あるいは1食の食事の給与栄養量が，給与栄養目標量を達成する必要はない。例えば1週間の給与栄養量の平均が給与栄養目標量に沿っていればよい/(3) 食品構成表の使用量を厳守する必要はない。食品構成表は，献立作成時の食品使用量の目安として用いる

問題番号	解答	解　　説
問題76	(2)	(1) 栄養出納表は，一定期間の実施献立をもとに算出した食品群別摂取量及びエネルギー・栄養素摂取状況により，食事の内容の良否を評価する帳票である。したがって，衛生管理点検表は，栄養出納表作成に不要である/(3) 食材料費日計表は，栄養出納表作成に不要である/(4) 食種別食数集計表は，栄養出納表作成に不要である/(5) 人員構成表は，栄養出納表作成に不要である
問題77	(3)	(1) 随意契約は，発注者が特定の業者を選んで随意に契約する方式で，価格変動の大きい生鮮食品や購入量が少ない食材料に適した方式である。大豆油は競争契約方式が適している/

問題番号	解答	解　説
		⑵ 砂糖は，年間を通して使用量が多くかつ価格変動の小さい調味料のため，競争契約方式が適している／⑷ 缶詰は，価格変動の小さい食品のため競争契約方式が適している／⑸ 冷凍食品は，価格変動の小さい食品のため競争契約方式が適している
問題78	(4)	⑴ 少量調理に比べて低い／⑵ 少量調理に比べて長い／⑶ 少量調理に比べて多い
問題79	(1)	⑵ 検便検査は，月１回以上実施する／⑶ 下痢，嘔吐，発熱などがあった時は，調理作業には従事しない／⑷ 手指に化膿創がある場合には，調理には従事しない／⑸ 調理着等は，毎日洗濯し，新しいものを着用する
問題80	(3)	⑴ 野菜の下処理等で活用する機器であり，汚染作業区域に配置すべきである／⑵ 米の洗浄で使用する機器であり，汚染作業区域に配置すべきである／⑷ 加熱調理機器であり，準清潔作業区域に配置すべきである／⑸ できあがった料理を保温するため等に活用する機器であり，清潔作業区域に配置すべきである

令和３年度（第18回）

問題番号	解答	解　説
問題74	(4)	⑴ 調理従事者の給料は，直接人件費（労務費）に含まれる／⑵ 細菌検査費は，間接経費に含まれる／⑶ 光熱水費は，直接経費に含まれる／⑸ 減価償却費は，直接経費に含まれる
問題75	(5)	栄養・食事計画の設定に不要な項目である
問題76	(4)	廃棄部位のある食材料の発注量計算は以下の通りである。 発注量＝（１人あたりの純使用量/可食部率）×100×予定食数 （可食部率＝100－廃棄率） したがって，{40÷（100－15）}×100×200＝9,411g≒9.5kg
問題77	(1)	⑵ 先に納品された食品や，期限表示の短い食品から使用することである／⑶ 食品受払簿の残高確認ではなく，現物の在庫量調査を行うことである／⑷ 在庫下限量を下回らないように発注する／⑸ 不定期ではなく，定期的に確認する
問題78	(2)	洗米時間が長くなると，砕米率が著しく高くなる。洗米時間は，３～４分が目安である
問題79	(4)	⑴ 毎日作業開始前に，自らの健康状態を衛生管理者に報告する／⑵ 月に１回以上の検便を受ける／⑶ 手指等に化膿創がある場合は，調理作業に従事しない／
問題80	(3)	⑴ 栄養・食事計画を評価する帳票である／⑵ 一定期間に給与した給食が給与栄養目標量や食品構成を満たしているかを評価する栄養・食事管理に関する帳票である／⑷ 調理従事者の衛生管理の状態を確認する帳票である／⑸ 食材料の出納を明確にし，食材料管理を的確に行うための記録簿である。原価管理を評価する帳票としても用いる

令和２年度（第17回）

問題番号	解答	解　説
問題74	(3)	⑴「不特定」ではなく「特定」かつ多数の者に対して食事を供給する施設である／⑵ 栄養士を置くように努めなければならない（努力規定）／⑷ 都道府県知事は，特定給食施設の設置者に対し，栄養管理の実施を確保するため必要があると認めるときは，当該栄養管理の実施に関し必要な指導および助言をすることができる
問題75	(3)	⑴ 献立表作成基準の作成は，病院側が実施すべき業務である／⑵ 検食の実施は，病院側が実施すべき業務である／⑷ 使用食器の確認は，病院側が実施すべき業務である／⑸ 衛生管理簿の点検・確認は，病院側が実施すべき業務である
問題76	(4)	⑴ 予定献立表は，使用食品の重量に対するエネルギー・栄養素量と食材費などを計算し，検討・調整した計画段階のものである／⑵ 実施献立表は，予定献立に基づいて実際に食事を提供した際に生じる食材や調味料などの変更を訂正記入したものである／⑶ 予定献立表に示す食品の使用量については，食品構成表に示された量を厳守していると，無理のある献立になってしまう
問題77	(5)	１人あたりの純使用量ではなく，発注量（総使用量）を確認する
問題78	(3)	⑴ 大量炊飯による水の蒸発率は，少量調理に比べて大量調理のほうが低いため，加水割合も少なくする／⑵ 野菜の炒め物では，野菜洗浄後の付着水が，鍋の温度低下や薄味など出来上がりの品質に影響する。そのため，洗浄後の水切り時間を確保することが必要である／⑷ 煮物調理による煮汁の蒸発率は，少量調理に比べて大量調理のほうが低いため，煮汁量の割合も少なくする。大量調理は，少量調理と比較して加水量を少なめにしなければ薄味になる／⑸ 和え物の調味は，時間経過による脱水現象を避けるため，供食時間直前に行う
問題79	(2)	⑴ コンベンショナルシステムは，当日調理をする／⑶ カミサリーシステムは，セントラルキッチンで調理した料理をサテライトキッチンに配送し，再加熱後に喫食者へ提供する／⑷ アッセンブリーサーブシステムは，出来上がった料理として購入し，調理室で再加熱され，提供される
問題80	(4)	⑴ 加熱調理後の食品の冷却は，30分以内に中心温度20℃付近，または，60分以内に中心温度10℃付近まで冷却することになっている／⑵ 加熱調理食品の中心温度は，75℃，１分間以上となっている。また，煮物の中心温度の測定点は１点以上となっており，揚げ物，焼き物，蒸し物は３点以上確認する／⑶ カキフライは，二枚貝のカキを使用していることから，中心温度は85～90℃，90秒以上を出来上がりの目安とする必要がある／⑸ オレンジゼリーは冷製食品であるため，10℃以下に保管する必要がある

令和元年度（第16回）

問題番号	解答	解　説
問題74	(5)	⑴ 継続的に１回100食以上または１日250食以上の食事を供給する施設を特定給食施設という／⑵ 都道府県知事に届け出る／⑶ 管理栄養士および栄養士の員数を届け出る／⑷ 栄養士を置くように努めなければならない
問題75	(3)	⑴ Ｂは，受託側の会社である／⑵ Ａは，委託側の会社である／⑷ Ａは，Ｂのクライアントである
問題76	(5)	⑴ 食材料の在庫量は，食品構成表作成には不要である／⑵ 調理従事者数は，食品構成表作成には不要である／⑶ 加熱調理食品の中心温度は，食品構成表作成に不要である／⑷ 売上金は，食品構成表作成には不要である
問題77	(1)	検収量は，食材料が納品されたときの重量であり，不要な項目である
問題78	(3)	⑴ 早い段階で調味すると放水があり，味が薄くなって品質が悪くなる／⑵ 回転釜のゆで水は，沸くまでに時間がかかるので，効率的な作業のために早めに点火が必要である／⑷ 油の温度が再上昇するのに時間がかかるため，特に大量調理では適切な投入量の標準化が重要である
問題79	(4)	⑴ 食肉類と野菜類は，別々の容器で保管しなければならない／⑵ 洗浄と切裁は，下処理なので，汚染作業区域で行わなければならない／⑶ 器具・容器の殺菌は，80℃で５分間以上行わなければならない／⑸ 下処理後は，清潔な場所で保管しなければならない
問題80	(4)	⑴ 原材料および調理済み食品の保存（検食）をしなければならない。食事提供後では，原材料を確保し，保存することができない。したがって事故（アクシデント）である／⑵ やけどを負ったので事故（アクシデント）である／⑶ ダクト内部が延焼し，火事となっているので，事故（アクシデント）である／⑸ 衣服の繊維という異物混入について，喫食者から注意があったので，事故（アクシデント）である

平成30年度（第15回）

問題番号	解答	解　説
問題74	(3)	学校給食は児童生徒の心身の健全な発達に資し，食に関する正しい理解と適切な判断力を養うことなど，食育の推進を図ることを目的としている
問題75	(3)	⑴ 特定かつ多数の人を対象とする／⑵ 必置ではなく，栄養士を置くように努めなければならない／⑷ １回100食以上または，１日250食以上の食事を提供する／⑸ 都道府県知事が指定する
問題76	(2)	⑴ 調理室内で料理を盛り付けておく方法のため，温度管理が難しい／⑶ 喫食者に盛り付けながら手渡すため，喫食までの時間が短い／⑷ 調理室と食堂が離れている場合に用いられる／⑸ トレイセット方式は，事前に配膳・配食する方式である
問題77	(3)	⑴ 製造原価に販売費および一般管理費を加えた総原価に，利益を加えて販売価格とされる／⑵ 販売促進のための費用である／⑷ 製造原価の費目別の材料費である／⑸ 製造原価の費目別の労務費（人件費）である
問題78	(1)	⑵ 加熱した料理を０℃前後まで急速冷却し，保管するのがクックチルシステムであり，－18℃まで冷却するのはクックフリーズシステムのことである／⑶ クックチルシステムは，調理の温度と時間の管理が極めて重要である／⑷ クックチルシステムはレディーフードシステムの一つであり，コンベンショナルシステムではない／⑸ 再加熱までの保管日数は，５日間程度である
問題79	(3)	⑴ 中心温度は60分以内に10℃付近，30分以内に20℃付近まで下げる／⑵ 調理後，直ちに提供しない食品は，10℃以下または65℃以上で保存する／⑷ 75℃以上で１分間以上，また，ノロウィルス汚染のおそれがある食品の場合は85～90℃で90秒間以上確認する／⑸ 調理後，直ちに提供しない食品は，10℃以下または65℃以上で保存する
問題80	(4)	⑴ 回転釜は，非汚染作業区域の準清潔作業区域に設置されるのが適切である／⑵ コールドテーブルは，非汚染作業区域の清潔作業区域に設置されるのが適切である／⑶ 洗米機は，汚染作業区域に設置されるのが適切である／⑸ 食器洗浄機は，汚染作業区域に設置されるのが適切である

⑮ 総 合 力

問題番号	解答	解　　説

令和4年度（第19回）

問題81（1）　例解(2)～(4)の食中毒病因物質も気を付けなければならないが，鯖の調理をする際は，選択肢の中では特に腸炎ビブリオに気を付けなければならない

問題82（3）　生鮮果実の保存温度は，10℃前後である。したがって，例解(3)の9℃が適切といえる

問題83（4）　(1) 1.5％は，汁物の塩分濃度として高すぎる。献立作成時点，あるいは調理中に，みその量やだし汁の量を間違えた可能性が高い。したがって，そのまま盛り付けるのは適切ではない／(2) 煮詰めると塩分濃度がより高くなる。また，調理時間がかかり提供時間に間に合わない，みその風味が飛ぶ，予定した汁の量が確保できない等の影響があり，ガス代等のコストもかかるため，適切ではない／(3) みそを追加すると，さらに塩分濃度が高くなる

問題84（3）　穀類エネルギー比率が50％と設定されているので，給与栄養目標量のエネルギー2,600kcalの50％が穀類に配分されるエネルギー量である。したがって，例解(3)の1,300kcalが正しい

問題85（1）　動物性たんぱく質比率が50％と設定されているので，給与栄養目標量のたんぱく質100.0gの50％が，動物性食品に配分されるたんぱく質量である。

$$100.0g × 50/100 = 50.0g$$

穀類以外の植物性食品に配分されるたんぱく質は，給与栄養目標量のたんぱく質100gから，穀類配分たんぱく質31.2gと動物性食品配分たんぱく質50.0gを引いた量である。

$$100.0g - 31.2g - 50.0g = 18.8g$$

令和3年度（第18回）

問題81（4）　(1) 小腸における吸収効率を考慮した経口補水液としてナトリウム：ブドウ糖（グルコース）がモル濃度比で1：1～2程度かつ低張の溶液が，広く用いられている／(2) 食塩小さじ1杯は約6gなので，水1カップ（約200mL）＋食塩小さじ1杯は約3％食塩水となり，これは高張液である。高張液の摂取はさらなる血漿浸透圧の上昇を引き起こす危険性があるため，不適切である／(3) ブドウ糖小さじ1杯は約3gなので，重量パーセント濃度で約1.5％ブドウ糖溶液となる。この溶液は水単体と比べ，小腸における水分吸収速度はほぼ変わらず，例解(4)の溶液の方が水の吸収速度は速い

問題82（3）　(1) ソースによる刺激がある／(2) 衣による粘膜への刺激がある／(4) 酸味による粘膜への刺激に加え，海藻類を使用している／(5) 香辛料による刺激がある

問題83（1）　(2) 離乳食開始を遅らせることによる食物アレルギー予防・改善に関するエビデンスはない／(3) 基本的には，原因食物以外の摂取を遅らせる必要はなく，医師の指示に基づいて行う／(4) 必要最小限の除去を原則とし，除去根拠の明確でない食品を念のためと除去することは避ける

問題84（1）　加熱調理後食品を冷却する場合には，食中毒菌の発育至適温度帯（約20～50℃）の時間を可能な限り短くするため，30分以内に中心温度を20℃付近（または60分以内に中心温度10℃付近）まで下げるように工夫する必要がある

問題85（4）　(1) 洗浄した米の一時保管は，準清潔作業区域が適切である／(2) 野菜の洗浄は，汚染作業区域で行う／(3) 出来上がったポテトサラダの一時保管は，清潔作業区域が適切である

令和2年度（第17回）

問題81（2）　(1) 被災状況の確認後に行う業務／(3) 発生前に行っておく業務／(4) 発生前に行っておく業務

問題82（2）　(1) 冷凍食品は－15℃以下（ただし，凍結卵は－18℃以下）／(3) 食肉類は10℃以下／(4) 生鮮果実・野菜類は10℃前後／(5) 乾物類，びんづめ・缶詰などには保存温度の規定はない

問題83（4）　(1) スチームコンベクションオーブンは焼き物調理等に用いる機器／(2) ブラストチラーは加熱調理後食品の急速冷却に用いる機器／(3) フライヤーは揚げ物の調理に用いる機器／(5) 温蔵庫は加熱調理後の温菜を温かい状態に保存する調理機器

問題84（3）　(1) 幼児期の身体的発育は，乳児期より緩慢になる／(2) 発育の

個人差が著しい時期である／(4) 3～5歳児では，偏食傾向が顕著に現れやすい／(5) 発育・発達の個人差が残り，喫食量の標準化には至らない

問題85（4）　(1)「日本食品標準成分表（2015年版）」は，18食品群・収載食品数1,878である。規模が大きすぎて幼児対象の栄養指導には適さない／(2)「食生活指針」には，食品群別やその働きは示されていない／(3)「食事バランスガイド」は，食品の組み合わせではなく，牛乳・乳製品と果物を除き料理の組み合わせを原則としている。また，基本形では1,600kcal以上の人を対象としていることなどから適さない

令和元年度（第16回）

問題81（4）　調理済みの料理は，提供されるまでは，10℃以下または65℃以上で管理する必要がある。したがって，50℃は温度が低く，誤りである

問題82（1）　(2)～(4) の食中毒病因物質も気をつけなければならないが，鶏肉の調理をする際は，選択肢の中では特にカンピロバクターに気をつけなければならない

問題83（2）　概念図で「生活習慣病の発症予防」と対になっているのは「重症化予防」である

問題84（3）　(1)「発症予防」を目的としている／(2)「健康を支え，守るための社会環境の整備」を目的としている／(4) 症状を重症化させた者の「要介護支援」を目的としている／(5) 生活習慣病の予防や健康の維持・増進を目的としている

問題85（4）　喫煙は，本人はもとより受動喫煙によるリスクファクターを増大させ，生活習慣の改善につながらない

※問題83～85補足
「健康日本21（第二次）」5つの基本的方向は，以下のとおり。
　① 健康寿命の延伸と健康格差の縮小：生活習慣の改善や社会環境の整備によって達成すべき最終的な目標。② 生活習慣病の発症予防と重症化予防の徹底（NCD（非感染性疾患）の予防）：がん，循環器疾患，糖尿病，COPDに対応するため，一次予防・重症化予防に重点を置いた対策を推進。国際的にもNCD対策は重要。③ 社会生活を営むために必要な機能の維持及び向上：自立した日常生活を営むことを目指し，ライフステージに応じ，「こころの健康」「次世代の健康」「高齢者の健康」の増進を推進。④ 健康を支え，守るための社会環境の整備：時間的・精神的にゆとりある生活の確保が困難な者も含め，社会全体が相互に支え合いながら健康を守る環境を整備。⑤ 栄養・食生活，身体活動・運動，休養，飲酒，喫煙，歯・口腔の健康に関する生活習慣の改善及び社会環境の改善：生活習慣病の予防，社会生活機能の維持及び向上，生活の質の向上の観点から，各生活習慣の改善を図るとともに，社会環境を改善。

平成30年度（第15回）

問題81（2）　(1) 食品交換表20単位（1,600kcal）の表1は，炭水化物60％の場合は10単位，55％は9単位，50％は8単位が指示されている。表1を6単位とした場合，炭水化物の割合は41％となり，適正範囲の50～60％を下回る／(3) 食品交換表20単位の表5は，炭水化物60％の場合1単位，50・55％の場合は1.5単位が指示されており，3単位は脂質の割合が過剰となる／(4) 食品交換表20単位の配分例では，調味料は0.8単位が指示されており，2.5単位では砂糖や食塩の過剰摂取につながるリスクがある／(5) 1食10単位は，1日合計量の1/2を摂取することになり，3食均等に配分する原則が守られていない

問題82（5）　味覚機能低下による濃い味付けは，塩分の過剰摂取につながる。薄味で美味しく食べられる工夫が必要となる

問題83（3）　公衆栄養活動の計画において罹患率や有病率の改善には，長期的な視野に立った取り組みが必要である。このため計画は，長期計画が必要であり，(1)・(2)・(4)・(5)の計画は適切ではない

問題84（1）　100（g）／（100（g）＋200（g））×100＝33.3（％）　33.3％濃度のシロップができる。糖分調味パーセントなら50％になる

問題85（4）　(1) 食肉は，10℃以下での保存温度が適切／(2) 使用料50g×食数500食＝25kgで，計算上誤りではないが，納品量としては腐敗や保存を考慮して，少しでも余裕をもつことが望ましい／(3) 材料は納品時のケースから，専用の衛生的なふた付き容器に入れ替えるなどして，原材料の包装の汚染を保管設備に持ち込まないようにする／(5) 原材料の保存は，洗浄や殺菌を行わず，購入した状態で保存する

科目別過去問題 ［解答・正答率］

1 公衆衛生学

令和4年度（第19回）			令和3年度（第18回）			令和2年度（第17回）			令和元年度（第16回）			平成30年度（第15回）		
	〈解答〉	〈正答率：%〉		〈解答〉	〈正答率：%〉		〈解答〉	〈正答率：%〉		〈解答〉	〈正答率：%〉		〈解答〉	〈正答率：%〉
問題1	（3）	91.2	問題1	（4）	61.2	問題1	（3）	78.2	問題1	（1）	17.5	問題1	（4）	57.6
問題2	（1）	88.8	問題2	（1）	52.1	問題2	（2）	86.8	問題2	（4）	69.9	問題2	（2）	68.8
問題3	（4）	80.5	問題3	（2）	73.1	問題3	（5）	68.1	問題3	（3）	47.8	問題3	（3）	76.6
問題4	（5）	83.3	問題4	（4）	65.5	問題4	（4）	83.4	問題4	（5）	57.7	問題4	（4）	37.2
												問題5	（5）	78.1

2 社会福祉概論

令和4年度（第19回）			令和3年度（第18回）			令和2年度（第17回）			令和元年度（第16回）			平成30年度（第15回）		
	〈解答〉	〈正答率：%〉		〈解答〉	〈正答率：%〉		〈解答〉	〈正答率：%〉		〈解答〉	〈正答率：%〉		〈解答〉	〈正答率：%〉
問題5	（1）	74.5	問題5	（4）	67.7	問題5	（3）	83.4	問題5	（3）	53.7	問題6	（5）	80.8
問題6	（2）	77.7	問題6	（4）	53.4	問題6	（2）	46.3	問題6	（1）	32.3	問題7	（4）	68.2
												問題8	（4）	70.3

3 解剖生理学

令和4年度（第19回）			令和3年度（第18回）			令和2年度（第17回）			令和元年度（第16回）			平成30年度（第15回）		
	〈解答〉	〈正答率：%〉		〈解答〉	〈正答率：%〉		〈解答〉	〈正答率：%〉		〈解答〉	〈正答率：%〉		〈解答〉	〈正答率：%〉
問題7	（1）	71.7	問題7	（3）	57.1	問題7	（1）	79.4	問題7	（2）	42.4	問題9	（3）	50.8
問題8	（4）	78.9	問題8	（2）	77.2	問題8	（4）	68.7	問題8	（2）	36.3	問題10	（2）	81.7
問題9	（3）	68.7	問題9	（1）	61.2	問題9	（5）	42.9	問題9	（4）	71.3	問題11	（2）	55.2
問題10	（5）	56.0	問題10	（2）	70.7	問題10	（3）	56.0	問題10	（2）	43.1	問題12	（2）	66.7
問題11	（3）	61.2	問題11	（4）	45.7	問題11	（1）	23.7	問題11	（1）	42.1	問題13	（1）	54.9
問題12	（2）	49.2	問題12	（4）	55.4	問題12	（2）	48.2	問題12	（1）	51.0	問題14	（5）	48.3
問題13	（3）	63.6	問題13	（3）・（4）	71.9	問題13	（2）	29.0	問題13	（1）	55.7	問題15	（3）	54.6

4 生化学

令和4年度（第19回）			令和3年度（第18回）			令和2年度（第17回）			令和元年度（第16回）			平成30年度（第15回）		
	〈解答〉	〈正答率：%〉		〈解答〉	〈正答率：%〉		〈解答〉	〈正答率：%〉		〈解答〉	〈正答率：%〉		〈解答〉	〈正答率：%〉
問題14	（4）	51.9	問題14	（3）	42.6	問題14	（2）	67.0	問題14	（1）	43.5	問題16	（4）	57.9
問題15	（3）	63.6	問題15	（1）	68.3	問題15	（1）	54.1	問題15	（3）	34.7	問題17	（2）	48.8
問題16	（1）	39.7	問題16	（2）	19.1	問題16	（4）	27.6	問題16	（4）	49.0	問題18	（5）	52.9
問題17	（4）	43.9	問題17	（4）	26.9	問題17	（5）	51.3	問題17	（2）	59.0	問題19	（1）	50.3
問題18	（3）	55.3	問題18	（3）	65.2	問題18	（3）	30.6	問題18	（3）	79.8	問題20	（1）	56.6
問題19	（2）	52.5	問題19	（5）	23.6	問題19	（2）	44.5	問題19	（5）	34.5	問題21	（5）	57.9
問題20	（3）	43.7	問題20	（1）	24.8	問題20	（3）	57.2	問題20	（3）	37.8	問題22	（3）	49.8
問題21	（1）	29.6	問題21	（4）	27.8	問題21	（1）	29.7	問題21	（3）	38.7	問題23	（1）	42.8

5 食品学総論

令和4年度（第19回）			令和3年度（第18回）			令和2年度（第17回）			令和元年度（第16回）			平成30年度（第15回）		
	〈解答〉	〈正答率：%〉		〈解答〉	〈正答率：%〉		〈解答〉	〈正答率：%〉		〈解答〉	〈正答率：%〉		〈解答〉	〈正答率：%〉
問題22	（4）	24.5	問題22	（4）	85.5	問題22	（1）	66.2	問題22	（1）	87.8	問題24	（3）	45.9
問題23	（2）	68.1	問題23	（2）	74.5	問題23	（3）	69.6	問題23	（5）	47.8	問題25	（5）	27.8
問題24	（1）	74.1	問題24	（2）	43.1	問題24	（4）	51.7	問題24	（2）	56.3	問題26	（2）	82.5
問題25	（3）	43.5	問題25	（5）	46.7	問題25	（5）	76.9	問題25	（1）	59.0	問題27	（3）	51.0
問題26	（5）	74.8	問題26	（3）	75.1	問題26	（4）	97.4	問題26	（5）	15.6	問題28	（4）	56.0

6 食品学各論（食品加工学を含む）

令和4年度（第19回）			令和3年度（第18回）			令和2年度（第17回）			令和元年度（第16回）			平成30年度（第15回）		
	〈解答〉	〈正答率：%〉		〈解答〉	〈正答率：%〉		〈解答〉	〈正答率：%〉		〈解答〉	〈正答率：%〉		〈解答〉	〈正答率：%〉
問題27	（4）	64.0	問題27	（5）	31.9	問題27	（5）	36.4	問題27	（2）	95.6	問題29	（3）	43.7
問題28	（2）	67.4	問題28	（2）	63.4	問題28	（2）	50.4	問題28	（3）	80.7	問題30	（2）	71.2
問題29	（3）	71.0	問題29	（1）	55.1	問題29	（1）	45.0	問題29	（4）	43.3	問題31	（1）	86.4
問題30	（1）	68.7	問題30	（5）	48.1	問題30	（5）	59.5	問題30	（5）	76.1	問題32	（5）	37.7
問題31	（3）	69.7	問題31	（3）	74.5	問題31	（3）	74.2	問題31	（3）	43.1	問題33	（5）	38.7
問題32	（2）	51.9	問題32	（2）	59.3	問題32	（5）	39.8	問題32※1	——	100.0	問題34	（4）	55.9
問題33	（4）	85.2	問題33	（4）	71.2	問題33	（2）	31.9	問題33	（5）	58.6	問題35	（3）	51.0
問題34	（1）	91.3	問題34	（4）	17.6	問題34	（3）	75.4	問題34	（3）	35.1	問題36	（5）	60.7

7 食品衛生学

令和4年度（第19回）			令和3年度（第18回）			令和2年度（第17回）			令和元年度（第16回）			平成30年度（第15回）		
	〈解答〉	〈正答率：%〉		〈解答〉	〈正答率：%〉		〈解答〉	〈正答率：%〉		〈解答〉	〈正答率：%〉		〈解答〉	〈正答率：%〉
問題35	（3）	51.7	問題35	（4）	44.9	問題35	（1）	78.6	問題35	（1）	47.8	問題37	（4）	88.2
問題36	（2）	26.6	問題36	（1）	78.5	問題36	（2）	43.6	問題36	（4）	41.0	問題38	（3）	45.2
問題37	（5）	68.5	問題37	（3）	62.9	問題37	（1）	38.0	問題37	（2）	16.0	問題39	（2）	84.8
問題38	（5）	84.4	問題38	（2）	57.5	問題38	（2）	95.1	問題38	（3）	78.6	問題40	（4）	31.8
問題39	（1）	87.6	問題39	（3）	29.3	問題39	（4）	56.5	問題39	（5）	26.3			

8 栄養学総論

令和4年度（第19回）			令和3年度（第18回）			令和2年度（第17回）			令和元年度（第16回）			平成30年度（第15回）		
	〈解答〉	〈正答率:%〉		〈解答〉	〈正答率:%〉		〈解答〉	〈正答率:%〉		〈解答〉	〈正答率:%〉		〈解答〉	〈正答率:%〉
問題40	（5）	65.4	問題40	（1）	25.2	問題40	（2）	66.0	問題40	（4）	34.1	問題41	（5）	30.1
問題41	（2）	72.2	問題41	（4）	60.1	問題41	（3）	48.2	問題41	（5）	53.0	問題42	（2）	26.3
問題42	（3）	68.4	問題42	（3）	31.3	問題42	（1）	53.0	問題42	（5）	44.1	問題43	（2）	34.0
問題43	（1）	59.7	問題43	（5）	52.2	問題43	（4）	31.3	問題43	（4）	35.0	問題44	（2）	49.9
問題44	（3）	46.6	問題44	（4）	44.1	問題44	（5）	15.1	問題44	（4）	46.8	問題45	（4）	51.3
問題45	（4）	61.2	問題45	（2）	74.8	問題45	（3）	29.0	問題45	（5）	50.5			

9 栄養学各論（応用栄養学）

令和4年度（第19回）			令和3年度（第18回）			令和2年度（第17回）			令和元年度（第16回）			平成30年度（第15回）		
	〈解答〉	〈正答率:%〉		〈解答〉	〈正答率:%〉		〈解答〉	〈正答率:%〉		〈解答〉	〈正答率:%〉		〈解答〉	〈正答率:%〉
問題46	（3）	70.7	問題46	（2）	58.3	問題46	（3）	61.2	問題46	（3）	51.6	問題46	（1）	60.9
問題47	（4）	55.3	問題47	（4）	83.3	問題47	（4）	44.6	問題47	（2）	57.6	問題47	（5）	30.7
問題48	（4）	64.6	問題48	（1）	38.4	問題48	（1）	70.0	問題48	（5）	59.2	問題48	（3）	80.1
問題49	（3）	68.7	問題49	（5）	85.2	問題49	（1）	37.2	問題49	（4）	43.6	問題49	（4）	84.1
問題50	（2）	61.8	問題50	（4）	80.0	問題50	（3）	56.9	問題50	（5）	64.2	問題50	（3）	67.9
問題51	（1）	90.2	問題51	（2）	81.4	問題51	（5）	89.9	問題51	（5）	86.1			

10 臨床栄養学概論

令和4年度（第19回）			令和3年度（第18回）			令和2年度（第17回）			令和元年度（第16回）			平成30年度（第15回）		
	〈解答〉	〈正答率:%〉		〈解答〉	〈正答率:%〉		〈解答〉	〈正答率:%〉		〈解答〉	〈正答率:%〉		〈解答〉	〈正答率:%〉
問題52	（2）	82.0	問題52	（4）	58.7	問題52	（2）	50.4	問題52	（5）	21.7	問題51	（2）	75.6
問題53	（4）	77.5	問題53	（1）	60.1	問題53	（4）	46.6	問題53	（2）	75.6	問題52	（4）	40.8
問題54	（4）	64.0	問題54	（2）	59.9	問題54	（3）	47.2	問題54	（4）	50.6	問題53	（4）	62.8
問題55	（1）	85.5	問題55	（3）	57.8	問題55	（4）	88.4	問題55	（4）	35.5	問題54	（5）	68.2
問題56	（3）	69.2	問題56	（3）	55.1	問題56	（1）	65.2	問題56	（4）	68.3	問題55	（4）	52.1
問題57	（5）	79.7	問題57	（4）	65.8	問題57	（5）	75.1	問題57	（3）	64.4	問題56	（2）	32.6

11 栄養指導論

令和4年度（第19回）			令和3年度（第18回）			令和2年度（第17回）			令和元年度（第16回）			平成30年度（第15回）		
	〈解答〉	〈正答率:%〉		〈解答〉	〈正答率:%〉		〈解答〉	〈正答率:%〉		〈解答〉	〈正答率:%〉		〈解答〉	〈正答率:%〉
問題58	（3）	80.1	問題58	（5）	78.2	問題58	（3）	89.1	問題58	（1）	65.7	問題57	（4）	97.5
問題59	（5）	96.8	問題59	（1）	70.8	問題59	（2）	70.2	問題59	（4）	68.5	問題58	（1）	70.2
問題60	（4）	80.6	問題60	（3）	54.7	問題60※2	―	100.0	問題60	（4）	20.8	問題59	（2）	83.1
問題61	（2）	72.1	問題61	（3）	65.3	問題61	（4）	52.9	問題61	（3）	97.9	問題60	（3）	94.1
問題62	（5）	65.8	問題62	（2）	59.5	問題62	（1）	69.4	問題62	（3）	70.8	問題61	（2）	64.8
問題63	（5）	36.8	問題63	（4）	92.1	問題63	（3）	53.1	問題63	（3）	64.0	問題62	（5）	72.6

12 公衆栄養学概論

令和4年度（第19回）			令和3年度（第18回）			令和2年度（第17回）			令和元年度（第16回）			平成30年度（第15回）		
	〈解答〉	〈正答率:%〉		〈解答〉	〈正答率:%〉		〈解答〉	〈正答率:%〉		〈解答〉	〈正答率:%〉		〈解答〉	〈正答率:%〉
問題64	（3）	85.3	問題64	（2）	92.5	問題64	（5）	70.0	問題64	（5）	96.0	問題63	（3）	52.7
問題65	（4）	80.5	問題65	（1）	80.8	問題65	（2）	21.9	問題65	（3）	79.9	問題64	（1）	67.1
問題66	（1）	70.1	問題66	（2）	59.3	問題66	（2）	69.6	問題66	（5）	80.7	問題65	（2）	65.3
問題67	（5）	62.1	問題67	（5）	90.9	問題67	（3）	39.8	問題67	（5）	69.0	問題66	（2）	16.0
問題68	（4）	47.1	問題68	（4）	58.8	問題68	（1）	78.4	問題68	（3）	82.2	問題67	（5）	92.2
												問題68	（4）	84.3

13 調 理 学

令和4年度（第19回）			令和3年度（第18回）			令和2年度（第17回）			令和元年度（第16回）			平成30年度（第15回）		
	〈解答〉	〈正答率:%〉		〈解答〉	〈正答率:%〉		〈解答〉	〈正答率:%〉		〈解答〉	〈正答率:%〉		〈解答〉	〈正答率:%〉
問題69	（3）	71.1	問題69	（5）	34.8	問題69	（3）	52.2	問題69	（5）	43.4	問題69	（1）	79.8
問題70	（2）	74.6	問題70	（3）	58.8	問題70	（2）	79.6	問題70	（4）	71.7	問題70	（1）	79.0
問題71	（5）	23.4	問題71	（5）	46.7	問題71	（4）	84.6	問題71	（4）	28.7	問題71	（3）	15.0
問題72	（1）	80.5	問題72	（2）	14.1	問題72	（5）	66.1	問題72	（2）	20.9	問題72	（5）	87.5
問題73	（2）・（5）	52.4	問題73	（1）	23.4	問題73	（2）	65.5	問題73	（4）	45.3	問題73	（4）	41.4

14 給食管理論（給食計画論，給食実務論を含む）

令和4年度（第19回）			令和3年度（第18回）			令和2年度（第17回）			令和元年度（第16回）			平成30年度（第15回）		
	〈解答〉	〈正答率:%〉		〈解答〉	〈正答率:%〉		〈解答〉	〈正答率:%〉		〈解答〉	〈正答率:%〉		〈解答〉	〈正答率:%〉
問題74	（2）	90.0	問題74	（4）	84.1	問題74	（3）	59.0	問題74	（5）	44.2	問題74	（3）	78.7
問題75	（4）	75.5	問題75	（5）	96.2	問題75	（3）	50.5	問題75	（3）	39.0	問題75	（3）	41.0
問題76	（2）	66.6	問題76	（4）	67.9	問題76	（4）	83.5	問題76	（5）	81.9	問題76	（2）	31.9
問題77	（3）	59.7	問題77	（1）	62.3	問題77	（5）	73.5	問題77	（1）	72.9	問題77	（5）	30.8
問題78	（4）	84.7	問題78	（2）	45.4	問題78	（3）	77.6	問題78	（3）	57.1	問題78	（1）	70.5
問題79	（1）	64.7	問題79	（4）	86.4	問題79	（2）	42.4	問題79	（4）	81.4	問題79	（3）	78.4
問題80	（3）	77.3	問題80	（3）	24.9	問題80	（4）	65.4	問題80	（4）	55.0	問題80	（4）	44.9

15 総 合 力

令和4年度（第19回）			令和3年度（第18回）			令和2年度（第17回）			令和元年度（第16回）			平成30年度（第15回）		
	〈解答〉	〈正答率:%〉		〈解答〉	〈正答率:%〉		〈解答〉	〈正答率:%〉		〈解答〉	〈正答率:%〉		〈解答〉	〈正答率:%〉
問題81	（1）	67.6	問題81	（4）	74.1	問題81	（2）	69.4	問題81	（4）	62.3	問題81	（2）	43.3
問題82	（3）	70.0	問題82	（3）	95.3	問題82	（2）	77.1	問題82	（1）	85.9	問題82	（5）	90.3
問題83	（4）	77.8	問題83	（1）	97.6	問題83	（4）	87.3	問題83	（2）	81.3	問題83	（3）	95.8
問題84	（3）	75.9	問題84	（1）	84.2	問題84	（3）	54.1	問題84	（3）	20.4	問題84	（1）	15.7
問題85	（1）	61.3	問題85	（4）	90.5	問題85	（4）	92.9	問題85	（4）	84.2	問題85	（4）	66.0

※1　令和元年度（第16回）「6 食品学各論」の問題32は，不適切な問題であるため解なしとし，すべての解答を正答とみなしている。

※2　令和2年度（第17回）「11 栄養指導論」の問題60は，不適切な問題であるため解なしとし，すべての解答を正答とみなしている。